流动人口卫生服务调查分析报告

An Analysis Report of Migrant Population Health Services Survey in China

国家卫生计生委统计信息中心/编著
Center for Health Statistics and Information, NHFPC

中国协和医科大学出版社

图书在版编目（CIP）数据

流动人口卫生服务调查分析报告 / 国家卫生计生委统计信息中心编著. —北京：中国协和医科大学出版社，2016.6

ISBN 978-7-5679-0566-5

Ⅰ. ①流… Ⅱ. ①国… Ⅲ. ①流动人口-卫生服务-调查报告-中国 Ⅳ. ①R197.1

中国版本图书馆 CIP 数据核字（2016）第 130613 号

流动人口卫生服务调查分析报告

编　　著：国家卫生计生委统计信息中心
责任编辑：吴桂梅

出版发行：中国协和医科大学出版社
（北京东单三条九号　邮编 100730　电话 65260378）
网　　址：www. pumcp. com
经　　销：新华书店总店北京发行所
印　　刷：北京佳艺恒彩印刷有限公司

开　　本：710×1000　1/16 开
印　　张：18.75
字　　数：200 千字
版　　次：2016 年 10 月第 1 版　2016 年 10 月第 1 次印刷
印　　数：1—2000
定　　价：88.00 元

ISBN 978-7-5679-0566-5

流动人口卫生服务
调查分析报告

编 委 会

主　任： 孟　群

副主任： 徐　玲　陈育德　王才有

编　委： 吴　明　凌　莉　钟晓妮

编　者（按姓氏拼音排序）：

蔡　敏　陈　博　陈　雯　崔政坤　邓立伟
冯　文　韩思琪　贺　蕾　霍　滢　荆少华
李西同　林倚伊　凌　莉　彭　斌　彭波丽
宋笑蕾　王　帅　王洪源　吴　明　幸箐筠
徐　玲　曾　馨　张皓驰　张耀光　钟晓妮
邹　霞

前　　言

国家卫生服务调查自 1993 年以来每五年在全国范围内开展一次。2013 年 8~9 月份开展了第五次国家卫生服务调查。国家卫生计生委统计信息中心利用第五次国家卫生服务调查的数据，对流动人口的卫生服务需求状况以及留守儿童的医疗服务需要与利用情况进行了深入分析，并在 2014 年组织北京大学、中山大学和重庆医科大学分别在北京市、广州市和重庆市开展了专门针对流动人口的专题调查。

本次专题调查研究由国家卫生计生委统计信息中心统一组织协调，主要负责实施过程监督、研究报告质量控制。北京大学、中山大学、重庆医科大学负责根据各地的具体情况设计研究内容和具体实施，其中：北京大学公共卫生学院吴明教授承担北京流动人口调查研究工作，中山大学公共卫生学院凌莉教授承担广东省流动人口调查研究工作，重庆医科大学钟晓妮教授承担重庆市流动人口调查研究工作。

本次调查研究工作得到了北京大学公共卫生学院陈育德教授、北京大学社会学系邱泽奇教授以及其他相关机构和专家的宝贵意见和建议，在此表示衷心感谢！

国家卫生计生委统计信息中心

2016 年 5 月 18 日

目　录
CONTENTS

上　篇

第五次国家卫生服务调查
流动人口分析报告

概　　述

一、研究目的

利用第五次国家卫生服务调查数据，系统、全面地分析流动人口的卫生服务需要和利用状况、特征和影响因素；研究劳动力人口流出后，农村“留守儿童”的健康状况、卫生服务利用情况及与其他儿童的差异，为卫生计生行政部门调整和完善政策提供重要依据。为国家制定改善流动人口的医疗卫生服务状况，降低费用、减轻负担方面的政策提供依据。

二、资料来源及调查方法

（一）资料来源

分析资料来源于第五次国家卫生服务调查。国家卫生服务调查是中国卫生和计划生育调查制度的重要组成部分，是政府掌握城乡居民健康、卫生服务需要、需求、利用、医疗负担及满意度的主要手段，此项调查制度始于 1993 年，每 5 年进行一次。第五次国家卫生服务调查在 2013 年 9 月份开展，分析卫生服务需要、需求及利用的变化趋势，客观反映卫生改革与发展的成就和问题，为制定卫生发展规划、评价医改实施效果提供客观依据。

（二）调查方法

国家卫生服务调查以家庭健康询问调查为主，由经过培训合格的调查员按调查表的项目对样本住户中的所有常住人口逐一进行询问。样本住户采用多阶段分层整群随机抽样的方法在全国31个省（自治区、直辖市）中抽取。第五次国家卫生服务调查国家点及省级扩点合计共调查230365户、670761人。

三、研究内容

全面分析调查流动人口的社会人口学特征、卫生服务的需要、需求和利用情况和特点、医疗费用及疾病经济负担、医疗保障的覆盖及报销情况以及影响流动人口利用医疗卫生服务的因素。分析农村“留守儿童”健康状况、卫生服务需求与利用的特点，为国家制定改善流动人口的医疗卫生服务状况，降低费用、减轻负担方面的政策提供依据。

四、研究对象

本研究的研究对象是第五次国家卫生服务调查中的流动人口和留守儿童。

流动人口定义：①北京市、天津市、上海市居住，户口在外省的人口；②北京市、天津市、上海市以外省市居住，户口在县外的人口。第五次国家卫生服务调查共调查流动人口25070人，其中的14999名农业户籍人口为本报告的研究对象。

留守儿童的定义：农村地区5岁以下的儿童父母有一方外出打工，不在家居住超过半年及以上。第五次国家卫生服务调查共调查11082名留守儿童。

报告一

流动人口卫生服务需求及应对策略

国家卫生计生委统计信息中心

蔡　敏　张耀光　贺　蕾　徐　玲

人口的大规模流动迁移是我国城镇化快速发展阶段最显著的人口现象。2013 年我国流动人口达到 2.45 亿，占全国人口总数的 18%，已经成为推动社会结构变动、利益格局调整、社会组织体系变化的重要因素。人口流动迁移呈现出新的阶段性特征：逐步从原来的个体劳动力外出务工向家庭整体迁移转变，现在的流动人口收入比城乡居民偏高、从事的职业也从原来的体力劳动向管理和专业技术工作转变，大部分人是有能力进入并且融入城市中、稳定下来，并且目的从原来的“生存”向“更好地发展、实现自身价值”逐渐转变。

2010 年以来，党中央、国务院印发一系列文件，要求做好农民工医保覆盖、流动过程中的保险关系转移接续工作，加强流动人口的妇幼保健、疾病预防、计划免疫等基本公共卫生服务，提高其基本医疗卫生服务可及性。党的十八大提出，要有序推进农业转移人口市民化，完善和创新流动人口管理服务。全面建成小康社会离不开农民工的辛勤劳动和贡献，要更多关心、关爱农民工，维护好农民工合法权益。

流动人口泛指离开户籍所在地，因谋生、营利（工作、生活）等目的在异地行政辖区停留的人。由于受到经济状况、工作状况、健康意识以及现阶段医疗保障制度设计对异地就医，尤其是跨省就医的补偿制度设计不完善的影响，流动人口卫生服务利用受到一定的制约。

目前，针对流动人口健康状况及卫生服务利用的研究大多使用个别地区的数据，或者是对医疗卫生服务系统的某一方面、社区或个别机构利用的研究，没有对全国流动人口的卫生服务需要、需求、利用、费用、医保报销情况和负担的总体状况的阐述，缺乏系统性的研究。本研究利用2013年第五次国家卫生服务调查数据，系统分析了流动人口卫生服务需要、需求和利用程度及特点、医疗保障覆盖及报销情况、医疗费用负担等，为国家制定流动人口相关政策提供依据。

第一节　调查流动人口基本情况

本研究流动人口定义：①北京市、天津市、上海市居住，户口在外省的人口；②北京市、天津市、上海市以外省市居住，户口在县外的人口。

按照这一定义，第五次国家卫生服务调查共调查到流动人口25070人，其中农业户籍人口数为14999人（占59.8%），非农业户籍人数为10071人（占40.2%）；跨区县流动的有14713人（占58.7%），跨省流动的人口数为10357人（占41.3%）。本报告研究对象为农业户籍流动人口。

一、人口社会学特征

（一）性别、年龄

调查流动人口中，0~4岁人口占8.5%，5~14岁占10.2%，15~49岁占64.4%，50~64岁占12.0%，65岁及以上人口比例为4.9%。女性占56.3%，其中：15~49岁育龄妇女占67%。省外流动15~49岁人口的比例高于省内流动，而50岁及以上人口，尤其是65岁及以上人口比例远低于省内流动。

表 1-1-1　性别、年龄构成

分类	总人数	性别构成（%）		年龄构成（%）				
		男	女	0~4 岁	5~14 岁	15~49 岁	50~64 岁	65 岁及以上
合计	**14999**	**43.7**	**56.3**	**8.5**	**10.2**	**64.4**	**12.0**	**4.9**
省内	8351	43.5	56.5	8.8	10.8	60.9	13.1	6.4
省外	6648	44.0	56.0	8.2	9.5	68.8	10.5	2.9

（二）受教育程度

流动人口中，学历以初中为主，占到 43.1%；其次是小学和高中学历，分别占 20.5%和 20.4%；大专和大学及以上的比例分别占 5.9%和 2.4%，另外还有 7.8%的没上过学。流动人口中男性文化程度高于女性。省外流动人口的学历为初中的比例高于省内流动，小学及以下学历的比例低于省内流动，高中及以上学历人口差异不大。

表 1-1-2　受教育程度构成（%）

分类	没上过学	小学	初中	高中技校中专	大专	大学及以上
合计	**7.8**	**20.5**	**43.1**	**20.4**	**5.9**	**2.4**
男性	3.6	17.6	45.5	24.3	6.2	2.9
女性	10.8	22.6	41.3	17.6	5.6	2.0
省内	8.7	21.2	41.0	20.4	6.3	2.3
省外	6.7	19.7	45.6	20.3	5.2	2.5

二、人口就业状况

（一）15 岁及以上人口就业状况

流动人口中，在业的占 72.8%，在校学生占 2.8%。男性在业人口比例为 83.9%，比女性高 19 个百分点。在业人口的比例省外流动高于省内流动。

表 1-1-3　人口就业状况

分类	15 岁及以上人口数	就业状况构成（%）		
		在业	在校学生	无业
合计	12186	72.8	2.8	24.4
男性	5039	83.9	3.6	12.4
女性	7147	64.9	2.3	32.8
省内	6713	68.9	3.6	27.6
省外	5473	77.6	1.8	20.6

（二）职业类型

在业的流动人口从事商业/服务业的比例为 36.5%，17.8%的从事农林牧渔水利生产，各有 11%的从事专业技术工作和生产运输设备操作，2.6%的为一般办事人员。分性别看，男性在业者中从事生产运输设备操作、专业技术的人员比例高于女性，而女性从事商业/服务业、农林牧渔水利生产、一般办事人员的比例高于男性。省外流动人口从事生产运输设备操作、专业技术人员的比例高于省内流动。

表 1-1-4　职业类型（%）

分类	专业技术人员	办事人员	商业/服务业人员	农林牧渔水利业人员	生产运输设备操作人员	其他
合计	11.1	2.6	36.5	17.8	11.1	20.9
男性	15.2	2.5	34.0	11.0	14.7	22.6
女性	7.4	2.8	38.7	24.0	7.9	19.2
省内	10.1	2.4	38.5	20.5	7.9	20.6
省外	12.2	2.9	34.2	14.9	14.6	21.2

三、流动人口家庭情况

（一）家庭流动情况

共调查到 8042 户有流动人口的家庭，其中整户流动为 3367 户，占 41.9%；非整户流动为 4675 户，占 58.1%。有省内流动人口的家庭数为 4541 户，其中整户流动占 37.6%，非整户流动占 62.4%。有省外流动人口的家庭数为 3593 户，整户流动占 47.8%，非整户流动占 52.2%。整户流动的比例省外流动高于省内流动。

表 1-1-5　家庭流动情况

分类	有流动人口家庭数	整户流动		非整户流动	
		家庭数	比例（%）	家庭数	比例（%）
合计	8042	3367	41.9	4675	58.1
省内	4541	1708	37.6	2833	62.4
省外	3593	1717	47.8	1876	52.2

调查到流动人口数为14999人，其中61.1%为整户流动，38.9%为非整户流动。省内流动为8489人，57.3%是整户流动。省外流动为6789人，66.0%是整户流动。整户流动人口的比例省外流动高于省内流动。

表1-1-6　人口流动情况

分类	流动人口			非整户流动家庭	
	总数（人）	整户流动人口比例（%）	非整户流动人口比例（%）	人口总数（人）	流动人口比例（%）
合计	14999	61.1	38.9	18588	31.4
省内	8489	57.3	42.7	11319	32.0
省外	6789	66.0	34.0	7439	31.0

表1-1-7　家庭经济状况

分类	整户流动				非整户流动			
	家庭人均年收入（元）	家庭人均年消费性支出			家庭人均年收入（元）	家庭人均年消费性支出		
		总计（元）	卫生支出（元）	卫生支出占比（%）		总计（元）	卫生支出（元）	卫生支出占比（%）
合计	20773	14660	848	5.8	13757	10046	914	9.1
省内	18769	13554	856	6.3	12801	9583	892	9.3
省外	23038	15867	841	5.3	15161	10712	948	8.8

（二）家庭经济状况

整户流动的家庭人均年收入为20773元，人均年消费性支出为

14660元，人均年卫生支出为848元，占消费性支出的比例为5.8%。非整户流动的家庭人均年收入为13757元，人均年消费性支出为10046元，人均年卫生支出为914元，占消费性支出的比例为9.1%。不论是否整户流动，省外流动的家庭人均年收入和人均年消费性支出均高于省内流动，而卫生支出的占比均低于省内流动。省外流动的人口家庭经济状况较好。

第二节　流动人口健康及医疗卫生服务利用

一、流动人口的健康状况

（一）两周患病情况

1. 两周患病率

调查到的流动人口中，两周内共有2200人次的患病，两周患病率为14.7%，女性两周患病率（15.6%）略高于男性（13.4%）。流动人口两周患病率分年龄看，与城乡居民规律一样呈现“√”状，5~14岁人口最低。用第六次人口普查数据进行年龄标化后，流动人口两周患病率为13.6%，位于城乡常住居民之间（城市15.4%、农村12.2%）。省内流动人口的两周患病率略高于省外流动人口。

各医保覆盖人群的两周患病率在13.0%~15.5%，新农合覆盖人群最高。分文化程度看，低学历的没上过学和小学水平的人口两周患病率高，与这些人口中65岁及以上人口的比例较大有关。低、中、高收入组的流动人口两周患病率分别为15.5%、14.7%和17.6%，高收入组患病率较高。

流动人口中的5岁以下儿童两周患病率15.0%，高于城乡居民中的

5 岁以下儿童（城市 11.5%、农村 9.9%）；各年龄段比较，1 岁组儿童的两周患病率最高。

表 1-2-1 两周患病率

分类	患病人次数	两周患病率（%）			年龄别两周患病率（%）				
		合计	男	女	0~4 岁	5~14 岁	15~49 岁	50~64 岁	65 岁及以上
合计	**2200**	**14.7**	**13.4**	**15.6**	**15.0**	**5.7**	**10.4**	**30.4**	**47.8**
省内	1267	15.2	13.4	16.5	14.9	5.1	9.7	31.1	48.4
省外	933	14.0	13.4	14.5	15.2	6.7	11.2	29.2	46.2

2. 发病时间构成

流动人口两周患病中，两周内新发和急性病两周前发病的比例共占 47.1%，远远高于城乡居民（城市 19.7%、农村 27.1%）。这与流动人口中年轻的劳动力人口较多、老年人口比例较少有关。

表 1-2-2 两周患病发病时间构成（%）

分类	两周内新发	急性病两周前发病	慢性病持续到两周内
合计	**42.0**	**5.1**	**52.8**
省内	38.3	5.5	56.2
省外	47.1	4.7	48.2

3. 疾病别两周患病

流动人口两周患病前五位的疾病系统与全国城乡居民相同，但顺位略有差别。流动人口两周患病中，呼吸系统疾病为首要疾病，患病率为

50.9‰，占两周患病的1/3；其次为循环系统疾病，患病率为42.6‰，占29.0%，而全国城乡居民以循环系统疾病为首。流动人口消化系统疾病的顺位也比城乡居民的第五位靠前，居第三位。流动人口除了呼吸系统疾病两周患病率高于城乡居民外，其他疾病两周患病率均低于城乡居民。前五位的疾病系统占两周患病的85.1%。

流动人口两周患病前五位的疾病与农村居民相同，顺位不同。流动人口两周患病第一位的疾病是感冒，第二位是高血压病；而农村居民第一位是高血压，第二位是感冒；其他疾病顺位相同。前几位的疾病中，感冒的患病率高于城乡居民，其他疾病患病率均低于城乡居民。

表1-2-3　流动人口疾病别两周患病率（‰）及构成（%）

疾病系统名称	两周患病率	构成	疾病名称	两周患病率	构成
呼吸系统疾病	50.9	34.7	感冒	46.5	31.7
循环系统疾病	42.6	29.0	高血压病	37.0	25.2
消化系统疾病	12.7	8.6	糖尿病	9.3	6.3
内分泌、营养、代谢	11.1	7.6	胃肠炎	6.8	4.6
肌肉、骨骼结缔组织	7.6	5.2	椎间盘疾病	2.6	1.8

5岁以下流动儿童两周患病主要是呼吸系统疾病、消化系统疾病，两类疾病系统的两周患病率分别为127.6‰和14.1‰，均高于城乡居民中的5岁以下儿童，分别占总患病的83.2%、9.2%；呼吸系统疾病又以急性上呼吸道感染为最主要疾病，患病率为121.4‰。两周腹泻患病率为9.4‰，远高于城乡居民中的5岁以下儿童（城市5.4‰，农村6.1‰）。

表 1-2-4　5 岁以下儿童疾病别两周患病率（‰）

疾病系统名称	流动人口	全国城市	全国农村
呼吸系统疾病	127.6	98.0	79.9
其中：急性上呼吸道感染	121.4	93.4	75.1
肺炎	4.7	3.2	3.5
消化系统疾病	14.1	7.4	10.3
其中：急性胃炎	8.6	5.2	6.1
皮肤、皮下组织	4.7	2.9	2.5
传染病	2.3	1.7	0.6
损伤和中毒	1.6	1.7	2.1
腹泻	9.4	5.4	6.1

（二）慢性病患病情况

1. 慢性病患病率

流动人口慢性病患病率为 15.6%，女性慢病患病率 16.5%，高于男性的 14.3%。年龄升高，慢性病患病率升高。用第六次人口普查数据进行年龄标化后，流动人口慢性病患病率为 14.8%，低于城乡居民（城市 18.3%，农村 15.9%）。省外流动的人口慢性病患病率低于省内流动的人口，女性高于男性。

城镇居民医保和新农合覆盖人口慢病患病率略高，在 17%左右，其他医保在 11%~13%。不同文化程度看，没上过学和小学水平的人口慢性病患病率高，与这些人口中 65 岁及以上人口的比例较大有关。低、中、高收入组的流动人口慢性病患病率分别为 16.5%、15.8% 和 14.9%，低收入组慢病患病率略高。

表 1-2-5　慢性病患病率（%）

分类	患病人次数	慢性病患病率			年龄别慢性病患病率		
		合计	男	女	15~49 岁	50~64 岁	65 岁及以上
合计	1899	15.6	14.3	16.5	7.8	38.8	61.3
省内	1113	16.6	14.8	17.8	7.0	39.5	60.6
省外	786	14.4	13.8	14.8	8.7	37.8	63.1

2. 疾病别慢性病患病率

流动人口与城乡居民前五位的慢性病都一样，顺位与农村居民相同，分别为循环系统、肌肉骨骼结缔组织、消化系统、内分泌营养代谢及免疫系统和呼吸系统疾病，共占流动人口慢性病的 85.2%。前五位的各类慢性疾病的患病率均有流动人口低于城乡居民。

表 1-2-6　15 岁及以上流动人口疾病别慢性病患病率（‰）及构成（%）

疾病系统	患病率	构成	疾病名称	患病率	构成
循环系统疾病	67.0	43.0	高血压病	55.5	35.6
肌肉、骨骼结缔	18.6	12.0	糖尿病	14.3	9.2
消化系统疾病	18.5	11.8	胃肠炎	10.6	6.8
内分泌、营养、代谢及免疫	18.3	11.7	椎间盘疾病	7.2	4.6
呼吸系统疾病	10.4	6.7	关节炎	4.6	2.9

15 岁及以上流动人口前五位的慢性疾病为高血压病、糖尿病、胃肠炎、椎间盘疾病和关节炎。流动人口胃肠炎和关节炎患病率的顺位比较

靠前，分别排在第三位和第五位，而农村居民分别排在第四位和第六位，第五位的为脑血管病。前五位的各种慢性疾病的患病率均有流动人口低于城乡居民。

（三）自评健康状况

流动人口自评健康状况要好于城乡居民。自评健康得分为84.5分，高于城乡居民；行走、自我照顾、日常活动、疼痛不适、焦虑抑郁等方面有问题的比例分别为2.0%、1.0%、1.5%、7.2%、3.6%，各方面有问题的比例均低于城乡居民。五个方面最严重的是疼痛方面，其次是焦虑和抑郁。省外流动人口自评健康状况略好于省内流动人口。

表 1-2-7　流动人口自评健康状况

分类	自评健康得分	各维度有问题的比例（%）				
		行走	自我照顾	日常活动	疼痛不适	焦虑抑郁
合计	**84.5**	**2.0**	**1.0**	**1.5**	**7.2**	**3.6**
省内	84.0	2.6	1.3	2.1	7.7	3.8
省外	85.1	1.2	0.6	0.8	6.7	3.4

二、流动人口的卫生服务需求和利用

（一）两周患病治疗方式

1. 患病后治疗方式

两周内有患病的流动人口，44.1%的是在两周内就诊，两周前就诊持续治疗占30.6%，24.5%采取自我医疗，0.8%的没有治疗。由于流动人口急性病患病比例较高，因此与城乡居民相比流动人口两周内就诊的比例高，两周前延续到两周内的比例低，自我医疗的比例高，省外流动人口两周患病后采取自我医疗的比例高于省内流动。

5岁以下流动儿童患病后，79.2%的是两周内就诊，20.8%的采用自我医疗。与城乡居民中的5岁以下儿童相比，流动儿童两周就诊比例低（城市84.2%，农村87.9%），而采取自我医疗的比例高（城市15.6%，农村11.7%）。

表1-2-8　两周患病后治疗方式构成（%）

分类	治疗方式构成				5岁以下儿童数	5岁以下儿童治疗方式构成			
	两周内就诊	两周前就诊	纯自我医疗	未治疗		两周内就诊	两周前就诊	纯自我医疗	未治疗
合计	**44.1**	**30.6**	**24.5**	**0.8**	**192**	**79.2**		**20.8**	
省内	43.6	34.1	21.3	0.9	109	88.1		11.9	
省外	44.7	25.8	28.9	0.5	83	67.5		32.5	

2. 医生指导治疗率

流动人口两周患病在医生指导下的治疗率为11.0%，低于城乡居民（城市24.1%，农村16.8%），女性为11.7%，略高于男性的10.0%。年龄别医生指导治疗率的变化趋势与两周患病率趋势相同，呈“√”状。省内流动人口的医生指导治疗率高于省外流动人口。

各医保覆盖流动人口的医生指导治疗率在9.2%~12.1%，城镇居民、新农合略高。分文化程度看，医生指导治疗率随着文化程度的升高而降低。低、中、高收入组的流动人口医生指导治疗率分别为10.9%、10.3%和11.5%，各收入组差别不大。

表 1-2-9　医生指导治疗率

分类	医生指导治疗例数	医生指导治疗率（%）			年龄别医生指导治疗率（%）				
		合计	男	女	0~4 岁	5~14 岁	15~49 岁	50~64 岁	65 岁及以上
合计	1643	11.0	10.0	11.7	11.9	4.0	7.0	24.7	39.3
省内	985	11.8	10.4	12.9	13.1	3.1	6.8	25.3	40.9
省外	658	9.9	9.5	10.2	10.3	5.2	7.3	23.8	34.9

（二）门诊服务利用

1. 两周就诊率

流动人口两周就诊率为 10.1%，女性为 10.3%，略高于男性的 9.7%。年龄别的两周就诊率与两周患病率规律相同。用第六次人口普查数据进行年龄标化后，流动人口两周就诊率为 9.5%（城市 9.0%，农村 9.1%），与城乡居民相差不大。省内、省外流动的人口的两周就诊率基本没有差别。

各医保覆盖流动人口的两周就诊率在 10.1%~11.6%之间。就诊率有随着文化程度的升高而降低的趋势。低、中、高收入组的流动人口两周就诊率分别为 9.6%、9.6%和 10.8%，高收入组就诊率略高。

表 1-2-10　两周就诊率

分类	两周就诊人次数	两周就诊率（%）			年龄别两周就诊率（%）				
		合计	男	女	0~4 岁	5~14 岁	15~49 岁	50~64 岁	65 岁及以上
合计	1513	10.1	9.7	10.3	22.0	6.8	7.4	12.5	23.6
省内	846	10.1	9.6	10.5	23.9	5.0	7.3	11.7	21.0
省外	667	10.0	9.9	10.1	19.4	9.5	7.5	13.7	30.8

2. 就诊机构构成

流动人口就诊以在基层机构为主，比例为66.3%；其次是在县市区级医院，比例为19.1%；在市级及以上机构就诊比例为9.1%。流动人口在基层就诊的比例与城市居民的65.2%相差不大，但远低于农村的80.1%；在地市及以上各级医疗机构就诊的比例，流动人口远高于农村居民的2.5%，但与城市居民的14.1%仍有一定的差距。与省内流动人口比，省外流动人口在基层就诊的比例低，在县级机构就诊比例高。

表1-2-11　就诊机构构成

分类	两周就诊病例数	两周就诊机构构成（%）			
		基层机构	县/市/区级医院	省/地/市医院	其他
合计	970	66.3	19.1	9.1	5.5
省内	553	68.0	17.2	9.4	5.4
省外	417	64.1	21.7	8.7	5.5

（三）住院服务利用

1. 住院原因构成

流动人口由于疾病住院的比例为42.8%，远低于城乡居民（农村79.8%，城市81.5%）；因为分娩住院的比例为48.1%，远高于城乡居民的10%的水平。流动女性62%的住院是因为分娩，该比例远高于城乡居民中的女性（城市17.7%，农村19.0%）；因为疾病住院的比例为31.9%，远低于城乡居民中的女性（城市75.1%，农村74.0%）。男性住院原因构成中，最主要的是因为疾病，占80.5%，低于城乡居民中的男性（城市89.8%，农村87.3%）；因为损伤中毒住院的比例为14.1%，远高于城乡居民中的男性（城市5.6%，农村9.4%）。省外流动人口由于分娩和损伤中毒住院的比例高于省内流动人口，而因为疾病住院的比例低于省内流动。

表 1-2-12 住院原因构成

分类	住院人次数	住院原因构成（%）						
		疾病	损伤中毒	康复	计划生育	分娩	健康体检	其他
合计	**1167**	**42.8**	**4.8**	**0.1**	**1.2**	**48.1**	**0.2**	**2.8**
男性	264	80.5	14.1					5.3
女性	903	31.9	2.1	0.1	1.6	62.0	0.2	2.1
省内	652	46.7	3.4		0.6	46.5	0.2	2.6
省外	515	37.9	6.6	0.2	1.9	50.0	0.2	3.1

2. 住院率

流动人口住院率为7.8%，男性为4.0%，低于女性的10.7%，流动人口男女住院率差距大，主要是由于女性的住院分娩。去掉女性的住院分娩后，流动人口因病住院率为4.0%，男女相差不大，住院率分别为4.0%和4.1%。用第六次人口普查数据进行年龄标化后，流动人口因病住院率为3.9%（城市4.8%，农村5.5%），低于城乡居民。省外流动人口的住院率低于省内流动人口。

各医疗保险覆盖人口的住院率在5.3%~8.5%之间，新农合覆盖人口住院率最高，城镇居民医保覆盖人群住院率次之为7.2%，城镇职工医保覆盖人群住院率较低，为6.1%。各学历流动人口住院率在6.6%~11.2%之间，没上过学人口住院率最高，大学及以上学历住院率最低。低、中、高收入组的流动人口住院率分别为9.3%、7.8%和6.4%，随收入升高而降低。

流动人口中5岁以下儿童住院率为5.6%，低于全国城乡5岁以下儿童（城市7.4%，农村9.5%），省外流动略高于省内流动。

表1-2-13　住院率

分类	住院率（%）			年龄别住院率（%）				
	合计	男	女	0~4岁	5~14岁	15~49岁	50~64岁	65岁及以上
合计	**7.8**	**4.0**	**10.7**	**5.6**	**1.5**	**8.7**	**6.2**	**16.3**
省内	7.8	4.3	10.5	5.5	1.9	8.6	6.1	16.9
省外	7.7	3.7	10.9	5.9	1.0	8.8	6.3	14.9

表1-2-14　住院率（去掉住院分娩）

分类	住院率（%）			年龄别住院率（%）				
	合计	男	女	0~4岁	5~14岁	15~49岁	50~64岁	65岁及以上
合计	**4.0**	**4.0**	**4.1**	**5.6**	**1.5**	**2.9**	**6.2**	**16.3**
省内	4.2	4.3	4.1	5.5	1.9	2.7	6.1	16.9
省外	3.9	3.7	4.0	5.9	1.0	3.2	6.3	14.9

3. 疾病别住院率

流动人口住院的前五位的疾病系统与城乡居民一致，但顺位上有所差别。在城乡居民中排在第四位的妊娠、分娩及产褥期疾病则是流动人口住院的首位疾病系统，占所有住院的一半以上（50.4%），住院率远高于城乡居民。而城乡居民中排在第一位的循环系统疾病在流动人口住院排名中占第三位，排在呼吸系统之后。流动人口其他各类疾病系统的住院率均低于城乡居民。流动人口中5岁以下儿童住院主要是因为患呼吸系统疾病和消化系统疾病，其中呼吸系统疾病占所有住院的一半以上，消化系统占1/10。

流动人口疾病别的住院率，除了住院分娩居于首位，且住院率远高于城乡居民外，住院前五位的疾病分别为骨折、感冒、脑血管病、肺炎和高血压病，与农村居民住院前五位的疾病相同，但顺位略有不同，前五位的疾病住院率均低于城乡居民。

表 1-2-15　流动人口疾病系统别住院率（‰）及构成（%）

疾病系统	住院率	构成	疾病名称	住院率	构成
妊、分及产褥	38.7	50.4	正常分娩	35.2	45.2
呼吸系统疾病	6.1	7.8	骨折	2.8	3.6
循环系统疾病	5.5	7.0	感冒	2.5	3.3
消化系统疾病	5.4	6.9	脑血管病	2.1	2.7
损伤和中毒	5.2	6.7	肺炎	1.9	2.4
泌尿生殖系病	3.5	4.5	高血压病	1.7	2.1
肿瘤	3.5	4.5	白血病	1.3	1.7
运动系统疾病	2.1	2.7	糖尿病	1.3	1.6
内分泌营养代谢	1.9	2.5	胃肠炎	0.9	1.2
眼、耳	1.2	1.5	胆结石症和胆囊炎	0.9	1.2

4. 住院机构构成

流动人口住院机构以县级医院为主，58.4%的流动人口在县级医院住院，在基层住院的比例为12.6%，在地市级及省级医院住院的比例为17.4%和7.5%。流动人口在基层住院的比例与城市居民接近，在县级机构住院的比例高于城市居民，地市及以上机构住院的比例，仍低于城市居民。省外流动人口在地市及以上高级别医疗机构住院的比例低于省内流动人口。

表 1-2-16　住院机构构成（%）

分类	住院机构构成				
	基层机构	县/市/区级医院	地/市医院	省级医院	其他
合计	**12.6**	**58.4**	**17.4**	**7.5**	**4.1**
省内	12.0	56.6	19.5	8.4	3.5
省外	13.4	60.6	14.8	6.4	4.9

（四）两周内未就诊

1. 未就诊比例

流动人口由于患病构成中急性病两周内发生的比例略高，两周内未去就诊的比例相对略低为 59.9%。不同文化程度来看，初中以下学历和大学以上学历的人口两周内未就诊比例高，在 70%左右，而中间学历的人口两周内未就诊比例略低，在 60%左右。未就诊比例在各类医保间差异不大。在省内流动和省外流动人口间差异也不大。

2. 未就诊的原因

流动人口两周内未就诊的病例中，46.7%的是遵医嘱持续治疗，这一比例低于城乡居民（城市 75.4%，农村 78.7%）；两周内未就诊的其他原因依次是：自感病轻占 34.3%、经济困难占 4.6%、无时间占 3.5%、就诊麻烦和无有效措施各占 2.0%。与城乡居民相比，流动人口因为自感病轻和无时间而未就诊的比例高于城乡居民。省外流动人口未就诊原因是遵医嘱治疗的比例低于省内流动，自感病轻未就诊的比例高于省内流动。

表 1-2-17 未就诊的比例及原因构成（%）

分类	两周内未就诊比例	两周内未就诊原因构成							
		遵医嘱持续治疗	自感病轻	经济困难	就诊麻烦	无时间	交通不便	无有效措施	其他
合计	**59.9**	**46.7**	**34.3**	**4.6**	**2.0**	**3.5**	**0.2**	**2.0**	**6.7**
省内	59.7	52.9	29.7	4.9	1.1	2.7	0.2	1.7	6.7
省外	60.1	38.6	40.3	4.2	3.2	4.6	0.2	2.4	6.6

（五）应住院未住院

1. 应住院未住院比例

流动人口应住院未住院的比例为 11.5%，低于城乡居民（城市 17.6%，农村 16.7%），男性为 16.5%，女性为 9.9%，男性高于女性。省外流动略低于省内流动。

2. 应住院未住院的原因

流动人口未住院的前三位的原因为：经济困难、没有必要和无时间，分别为 35.8%、29.9%和 14.2%。因为经济困难未住院的比例，流动人口低于城乡居民（城市 41.3%，农村 45.2%）。经济困难仍是影响流动人口住院最主要的原因，但所占比例没有城乡居民那么大。省外流动人口由于经济困难未住院的比例低于省内流动，而认为没有必要和无时间的比例则高于省内流动。

不同收入组未住院原因，低收入组主要是因为经济困难（占 56.3%），而高收入组则是因为没有必要（33.7%）、没有时间（17.8%）以及经济困难（17.8%）。

表 1-2-18　未住院的比例及原因

分类	未住院人次数	未住院比例（%）			未住院的原因构成（%）					
		合计	男	女	没必要	无有效措施	经济困难	无时间	无床位	其他
合计	151	11.5	16.5	9.9	29.9	2.2	35.8	14.2	0.7	17.2
省内	91	12.2	14.3	11.6	25.6	2.4	43.9	12.2		15.9
省外	60	10.4	19.4	7.7	36.5	1.9	23.1	17.3	1.9	19.2

3. 自己要求出院的原因

流动人口自己要求出院前三位的原因与城乡居民排序一致，依次是自认为病愈、花费太多和经济困难，分别占 50.6%、16.5% 和 12.7%。经济困难所占比例流动人口低于城乡居民（城市 21.3%，农村 27.0%）。省外流动人口因为自认为病愈、经济困难和花费太多而自己要求出院的比例高于省内流动。

表 1-2-19　出院原因及自己要求出院的原因构成

分类	出院原因（%）				自己要求出院的原因构成（%）					
	病愈医生要求	病未愈医生要求	自己要求	其他原因	久病不愈	自认为病愈	经济困难	花费太多	设施、态度、技术差	其他
合计	76.6	7.6	13.6	2.1	5.1	50.6	12.7	16.5	1.9	13.3
省内	75.1	7.7	14.7	2.5	7.4	49.5	10.5	15.8	3.2	13.7
省外	78.4	7.6	12.2	1.7	1.6	52.4	15.9	17.5	0.0	12.7

三、流动人口疾病经济负担

（一）医保参加情况

流动人口基本医疗保险参加率为81.2%，低于城乡居民（城市92.8%，农村97.3%）。参加新型农村合作医疗的比例为51.3%，远低于农村居民（74.1%）；而参加城镇职工和城镇居民医疗保险的比例分别为14.4%和9.1%，高于农村居民（两类保险的参加比例分别为4.6%和4.7%）。流动人口流动到城里定居下来，医保状况也逐渐地向城市转变。尽管如此，没有参加任何社会医疗保险的比例仍然较高为17.7%，远高于城乡居民（城市6.4%，农村2.6%）。商业医疗保险参加率7.0%，略高于农村居民（6.1%），但低于城市居民（7.7%）。与省内流动人口相比，省外流动人口的基本医保参加比例低，城镇职工医保所占比例高，新农合所占比例低，另外，无社会医保的比例高。流动人口的参保问题仍有待关注。

低、中、高收入组的流动人口参加城镇职工医疗保险的比例从6.1%~22.5%逐渐升高；参加新型农村合作医疗的比例低收入组较高为62.5%，中等收入组和高收入组相对较低，分别为54.4%和54.5%；参加商业医疗保险的比例从4.6%~9.2%逐渐升高，其余医保参加情况在各收入组间差别不大。

表1-2-20　医疗保险参保情况

分类	基本医保参保率（%）	社会医保构成（%）						商业医保（%）
		城镇职工	城镇居民	新农合	城乡居民	其他社保	无社保	
合计	**81.2**	**14.4**	**9.1**	**51.3**	**6.4**	**1.2**	**17.7**	**7.0**
省内	85.9	11.7	9.7	57.9	6.6	0.7	13.4	6.7
省外	75.2	17.7	8.4	43.0	6.0	1.8	23.0	7.5

（二）医药卫生支出

流动人口家庭消费性支出构成中，医药卫生支出的占比为 7.7%，远低于城乡居民（城市 9.8%，农村 11.7%）。人均年医药卫生支出为 893 元，在城乡居民之间（城市 1214 元，农村 880 元），与农村居民接近。医药卫生支出占收入的比例为 5.6%，低于城乡居民（城市 7.1%，农村 8.4%）。省外流动人口人均年收入、人均年消费性支出和人均年医药卫生支出均高于省内流动人口，但卫生支出占消费性支出的比例低于省内流动人口。

低、中、高收入组流动人口人均年医药卫生支出逐渐升高，分别为 720 元、890 元、1069 元，占人均家庭消费性支出的比例逐渐降低，分别为 12.0%、9.0%、5.6%。低收入人口虽然人均年医药卫生支出低，但占人均家庭消费性支出的比例高。

表 1-2-21　医药卫生支出

分类	人均年收入（元）	人均年消费性支出（元）	人均年医药卫生支出（元）	医药卫生占消费性支出比例（%）	医药卫生占收入比例（%）
合计	**16074**	**11569**	**893**	**7.7**	**5.6**
省内	14595	10777	881	8.2	6.0
省外	18122	12650	908	7.2	5.0

（三）住院费用及报销

流动人口次均住院费用为 7894 元，略高于农村居民（6762 元）；报销比例为 48.9%，低于城乡居民（城市 62.0%；农村 51.8%）。城镇职工医疗保险、城镇居民医疗保险、新型农村合作医疗三种医保的报销比分别为69.7%、51.3%、45.8%，参加新农合的流动人口的住院费用报销比略低于城乡新农合参保人群的报销比（城市48.9%，农村50.6%）。省外流动人口各类医疗保险覆盖人群的住院费用报销比均低于省内流动。

表1-2-22　住院费用及报销

分类	次均住院费用（元）	报销比（%）	职工医保		居民医保		新农合	
			次均住院费用（元）	报销比（%）	次均住院费用（元）	报销比（%）	次均住院费用（元）	报销比（%）
合计	**7894**	**48.9**	**8566**	**69.7**	**10023**	**51.3**	**7238**	**45.8**
省内	8371	49.4	10088	71.4	9489	53.1	7980	46.1
省外	7110	48.0	7272	67.7	10975	48.5	5846	44.9

（四）大额医疗卫生支出

大额卫生支出：年医疗卫生支出占消费性支出的比例在40%以上。流动人口家庭大额医疗卫生支出发生比例为3.4%，远低于城乡居民（城市5.2%，农村6.8%）。发生大额医疗卫生支出家庭的比例随着收入的增加而降低，低收入、中等收入、高收入的流动人口家庭发生的比例分别为6.1%、3.2%、1.4%，各收入组流动人口大额医疗卫生支出发生比例均低于城乡居民（城市低、中、高等收入家庭大额卫生支出发生比例为6.5%、4.8%、4.2%；农村低、中、高等收入家庭大额卫生支出发生比例分别为10.2%、5.5%、4.2%）。省外流动人口大额医疗卫生支出发生比例低于省内流动，但不同收入组间有差异，低收入组和中等收入组省外流动高于省内流动，而高收入组省外流动远低于省内流动。

表 1-2-23　大额医疗卫生支出发生比例（%）

分类	合计	低收入	中等收入	高收入
合计	**3.4**	**6.1**	**3.2**	**1.4**
省内	3.7	5.4	3.1	2.2
省外	3.0	7.3	3.4	0.7

第三节　流动人口公共卫生服务提供

一、体检

15 岁及以上流动人口年内体检率为 34.6%，低于城乡居民（城市 44.8%，农村 41.8%）。65 岁及以上人口体检率为 36.9%，远低于城乡居民（城市 58.4%，农村 61.1%），流动人口的健康检查需要关注。20~64 岁流动妇女的妇科检查率为 39.5%，宫颈涂片检查率为 22.1%，乳腺检查率为 22.8%，妇科检查率与城市居民接近，两癌筛查率与农村居民接近。省外流动人口年内的健康体检率 15 岁及以上人口略高于省内流动 15 岁及以上人口，65 岁及以上人口略低于省内流动 65 岁及以上人口，而妇科常见病筛查的比例均为省外流动高于省内流动。

表 1-3-1　体检、妇女常见病筛查

分类	15 岁及以上年内体检率（%）	65 岁及以上年内体检率（%）	20~64 岁妇女常见病筛查		
			妇科检查	宫颈涂片检查	乳腺检查
合计	**34.6**	**36.9**	**39.5**	**22.1**	**22.8**
省内	33.0	37.6	37.8	20.4	21.9
省外	36.5	34.9	41.4	23.9	23.9

二、重点慢性疾病的健康管理

（一）高血压病的健康管理

流动人口自报高血压病患病率为5.5%，低于城乡居民（城市16.2%，农村12.2%）。目前每天服用降血压药的比例为70.8%，高于农村居民（67.6%），但低于城市居民（82.5%）；从不服用的比例2.4%，高于城乡居民（城市1.7%，农村2.1%）。目前血压值正常的比例为61.3%，高于农村居民（54.9%），但低于城市居民（69.9%）。3个月内接受过高血压防治指导的比例为64.3%，低于城乡居民（城市64.5%，农村80.3%）。与省内流动人口相比，省外流动人口自报高血压患病率低，从不服用降血压药的比例高，3个月内测过血压的患者比例低，3个月内接受高血压健康指导的比例低。省外流动人口的高血压病管理稍差。

表1-3-2 高血压病患病及治疗情况

分类	患病人数	患病率（%）	目前服用降血压药频率（%）			最近一次量血压的时间					目前血压正常	3个月内健康指导（%）
			每天	必要时	从不	1周内	月内	3个月内	半年内	半年前		
合计	675	5.5	70.8	26.8	2.4	47.7	33.2	12.3	3.9	3.0	61.3	64.3
省内	423	6.3	73.8	25.1	1.2	48.7	33.3	12.8	3.1	2.1	61.5	65.5
省外	252	4.6	65.9	29.8	4.4	46.0	32.9	11.5	5.2	4.4	61.1	62.3

（二）糖尿病的健康管理

流动人口自报糖尿病患病率为1.4%，低于城乡居民（城市4.9%，农村 2.1%)。从不使用降血糖药的比例为 9.8%，远高于城乡居民（城市 2.6%，农村 2.2%)。最近一次量血糖的时间在 1 个月内的比例位于城乡居民之间（城市 74.6%，农村 63.0%)。目前血糖值正常的比例位于城乡居民之间（城市 50.3%，农村 38.3%)。

表 1-3-3　糖尿病患病及治疗情况

分类	患病人数	患病率（%）	服用降血糖药频率（%）			最近一次量血糖的时间（%）				目前血糖正常（%）
			每天	必要时	从不	1个月内	3个月内	半年内	半年前	
合计	173	1.4	75.7	14.5	9.8	67.6	24.9	3.5	4.0	45.1
省内	107	1.6	86.9	12.1	0.9	72.9	20.6	1.9	4.7	47.7
省外	66	1.2	57.6	18.2	24.2	59.1	31.8	6.1	3.0	40.9

三、孕产妇保健

（一）孕产妇保健

流动人口中 5 年内有分娩的孕产妇，产前检查率为 98.0%，与城乡居民差别不大（城市 98.4%，农村 97.3%)。五次以上的产前检查率为 73.6%，处于城市和农村居民之间（城市 77.4%，农村 61.9%)。产前检查各项内容的检查率也都不低于城乡居民。住院分娩率为 95.2%，与城乡居民没有差异（城市 95.7%，农村 96.8%)。产后访视率为 59.0%，低于城乡居民（城市 63.5%，农村 64.9%)。省内外流动人口间差异不大。

（二）分娩费用及报销

流动人口中的孕产妇平均分娩费用为 4101 元，介于城市（4711 元）

和农村（2734 元）居民之间；无论自然分娩还是剖宫产都有这一规律。自然分娩平均费用为 2898 元（城市 3276 元，农村 1737 元），剖宫产的费用为 5829 元（城市 6100 元，农村 4587 元）。分娩费用报销比为 25.4%，远低于城乡居民（城市 36.0%，农村 33.7%）。自然分娩的分娩费用报销比例为 25.5%（城市 37.1%，农村 37.3%）。剖宫产的分娩费用报销比为 24.9%（城市 35.3%，农村 30.9%）。省外流动人口的自付分娩费用略高于省内流动，报销比低于省内流动。

表 1-3-4 孕产妇系统管理

分类	产前检查≥1次（%）	产前检查≥5次（%）	产前检查内容（%）				产检项目合格率（%）	住院分娩率（%）	产后访视率（%）
			血常规	血压	尿常规	B超			
合计	98.0	73.6	93.2	96.9	95.0	98.8	91.4	95.2	59.0
省内	97.6	74.1	93.1	96.6	94.9	98.4	91.0	95.2	57.6
省外	98.3	73.1	93.4	97.3	95.2	99.3	91.9	95.1	60.5

表 1-3-5 分娩费用（元）及报销比（%）

分类	合计			自然分娩			剖宫产		
	平均费用	平均自付	报销比	平均费用	平均自付	报销比	平均费用	平均自付	报销比
合计	4101	3060	25.4	2898	2158	25.5	5829	4380	24.9
省内	4084	2990	26.8	2835	2072	26.9	5923	4352	26.5
省外	4120	3137	23.9	2970	2256	24.0	5734	4408	23.1

四、儿童保健

（一）儿童健康体检

流动人口中的 5 岁以下儿童 1 年内做过健康体检的比例为 78.8%，高于城乡儿童（城市 77.2%，农村 73.2%）。0 岁儿童体检达标率为 21.6%，1 岁儿童体检达标率为 62.1%，2 岁儿童体检达标率为 47.8%；0 岁组、1 岁组体检达标率均处于城市和农村儿童之间，2 岁组儿童体检达标率略低于城乡儿童。体检时身高和体重均测量过的比例为 98.6%，与城乡居民中的儿童相差不大（城市 98.5%，农村 97.4%）。省外流动儿童的体检率略低于省内流动。

表 1-3-6　调查 5 岁以下儿童体检情况

分类	5 岁以下儿童数	体检率（%）	体检达标率（%）			体检内容（身高+体重）达标率（%）
			0 岁	1 岁	2 岁	
合计	1287	78.8	21.6	62.1	47.8	98.6
省内	735	79.8	21.1	64.8	52.5	98.6
省外	552	77.5	22.4	58.7	41.8	98.6

（二）儿童计划免疫

流动人口中的儿童计划免疫建卡率为 99.5%，与城乡居民中的儿童没有差别（城乡均为 99.4%），均处在一个较高的水平。卡介苗、百白破、脊灰疫苗、麻疹疫苗、乙肝疫苗的接种完成率分别为 99.1%、92.2%、93.7%、97.0%、94.0%，与城乡居民中的儿童无差异。省内外流动也基本无差异。

表 1-3-7 儿童计划免疫

分类	建卡率（%）	疫苗接种率（%）				
		卡介苗	百白破（3次）	脊髓灰质炎疫苗（3次）	麻疹疫苗	乙肝疫苗（3次）
合计	**99.5**	**99.1**	**92.2**	**93.7**	**97.0**	**94.0**
省内	99.5	99.3	92.5	94.3	97.4	94.4
省外	99.5	98.8	91.8	92.9	96.5	93.4

第四节　主要发现和建议

一、主要发现

（一）流动人口卫生服务需要量低于全国平均水平

流动人口两周患病率为14.7%，15岁及以上流动人口慢性病患病率为15.6%，自报高血压病患病率为5.5%，自报糖尿病患病率为1.4%。用第六次人口普查数据进行年龄标化后，流动人口两周患病率为13.6%（城市15.4%。农村12.2%），慢性病患病率为14.8%（城市18.3%，农村15.9%），与全国城乡平均水平相比，流动人口两周患病率处于城乡居民之间，慢性病患病率低于城乡居民。流动人口自评健康得分为84.5分，高于城乡居民；行走、自我照顾、日常活动、疼痛不适、焦虑抑郁等方面有问题的比例分别为2.0%、1.0%、1.5%、7.2%、3.6%，均低于城乡居民。流动人口中由于年轻人比例较高，对卫生服务的需要量较低。

两周患病种类，流动人口以患呼吸系统疾病为主占34.7%，其次为循环系统疾病占29.0%。患病率前五位的慢性疾病分别为高血压病、糖尿病、胃肠炎、椎间盘疾病和关节炎，各类慢性疾病的患病率流动人口均低于城乡居民。

（二）流动人口门诊利用水平与城乡居民相差不大，因病住院率低于城乡居民

流动人口两周患病病例中，44.1%的在两周内就诊，30.6%的是两周前就诊治疗延续到两周内，采取自我医疗或者没有任何治疗的比例分别为24.5%和0.8%。流动人口两周就诊率为10.1%，用第六次人口普查数据进行年龄标化后，两周就诊率为9.5%（城市9.0%，农村9.1%），与城乡居民相差不大。流动人口调查前1年住院病例中，48.1%的是因为分娩住院，42.8%的因为疾病，4.8%的因为损伤中毒。流动人口因病住院率为4.0%，用第六次人口普查数据进行年龄标化后，因病住院率为3.9%（城市4.8%，农村5.5%），低于城乡居民。

（三）流动人口就诊以在基层为主，住院主要在县区级医院

流动人口两周就诊以在社区卫生服务站及卫生服务中心等基层机构为主，占所有两周就诊病例的66.3%，在县区级、市级及以上医院就诊比例分别为19.1%、9.1%，在县级医院就诊比例高于城市居民（17.6%），在地市及以上机构就诊的比例低于城市居民（14.1%）。流动人口住院机构以县区级医院为主，58.4%的病人在县区级医院住院，其次是地市级医院占17.4%和基层机构占12.6%，在省级医院住院的比例为7.5%。在地市级和省级住院比例低于城市居民（分别为27.3%和10.8%）。

调查的流动人口流入到城市中，并在城市居住了半年以上，其卫生服务利用行为已经逐渐向当地居民转变，在各级医疗机构就诊的比例与城市居民比较接近，但仍有一些差别。

（四）流动人口虽然疾病经济负担相对较轻，但由于医疗保险覆盖率较低，费用报销比低，流动人口的参保及医药费报销需要关注

由于流动人口年龄相对较轻，健康状况相对较好，家庭收入较高，因此流动人口家庭医疗卫生支出不高，医疗卫生支出无论是占消费性支出的比例，还是占收入的比例均较低，大额医疗卫生支出发生比例低于城乡居民，疾病经济负担相对较轻。但同时，流动人口基本医疗保险参加率较低，没有参加任何社会医疗保险的比例远高于城乡居民，尽管商业医保的参保率不比城乡居民低，但也仅占一小部分的人口。住院的流动人口，无论是获得报销人数的比例还是住院费用报销比例均低于城乡居民。他们的参保及医药费报销需要关注。

（五）流动人口住院费用高，住院费用报销比例略低，其新农合参保人群报销比例低于城乡新农合参保人群；流动人口中的孕产妇分娩费用报销比也普遍低于城乡居民，流动人口的医保报销需要关注

流动人口次均住院费用7894元，略高于农村居民的6762元。流动人口住院费用报销比为48.9%，低于城乡居民的报销比（城市62.0%，农村51.8%），新农合覆盖流动人口报销比45.8%，低于新农合覆盖城乡居民（城市48.9%，农村50.6%）。流动人口中的孕产妇分娩费用位于城乡居民之间，但分娩费用的报销比低于城乡居民。

（六）流动人口未就诊的主要原因是自感病轻、经济困难和无时间，应住院未住院的主要原因为经济困难、没有必要和无时间

流动人口两周患病后25.3%的人没有去就诊，而是采取了自我医疗或者根本就不治疗。未就诊的原因除了遵医嘱持续治疗的病例外，64.4%的人是因为自感病轻，8.6%的人因为经济困难、6.6%的人因为没有时间，另外各有3.8%的人是因为就诊麻烦和没有有效措施。应住院未住院的比例，流动人口为11.5%。未住院的前三位的原因为经济困难、没有必要和无时间，分别占35.8%、29.9%和14.2%。因为经济困难自己要求出院的比例为12.7%。调查的流动人口家庭人均年收入与城镇居民相差不大，经济状况会对他们的就诊行为和住院行为产生一定的影响，但与城乡居民相比，流动人口由于经济原因不去就诊的比例、由于经济原因不去住院的比例以及因为经济困难自己要求出院的比例均比城乡居民低。

（七）流动人口妇幼保健工作城乡居民差距不大，健康体检、重点慢病的管控工作有待进一步加强

近年来，国家政策逐步将流动人口纳入到基本公共卫生服务覆盖范围，妇幼保健、计划免疫工作取得明显进展。调查结果显示：流动人口的孕产妇保健工作与城乡居民相当，产前检查率、住院分娩率等均处于较高的水平；5岁以下流动儿童的体检率高于城乡居民中的5岁以下儿童，计划免疫接种率处于较高水平；流动妇女常见病筛查工作也不比城乡居民差。但流动人口体检率略低，产后访视率低，高血压的防治指导比例、糖尿病患者降血糖药物的使用比例也低于城乡居民。流动人口的健康体检和重点慢病的管理仍需继续关注。

（八）流动人口中的5岁以下儿童两周患病率高，卫生服务利用水平低，流动儿童的健康状况值得关注

流动人口中的5岁以下儿童两周患病率为15.0%，高于城乡居民中的儿童（城市11.5%，农村9.9%），所患疾病主要是呼吸系统疾病和消化系统疾病，患病率分别为127.6‰、14.1‰，分别占总患病的83.2%、9.2%，呼吸系统疾病又以急性上呼吸道感染为主要疾病，患病率为121.4‰。由于生活习惯、个人卫生等各方面原因，流动儿童腹泻两周患病率为9.4‰，远高于城乡居民中的5岁以下儿童（城市5.4‰，农村6.1‰）。流动人口中5岁以下儿童患者，医生指导治疗的比例为79.2%，低于城乡居民中的5岁以下儿童患者（城市84.2%，农村87.9%）。

流动儿童随父母外出务工而背井离乡，生活环境、卫生、营养、父

母关爱等各个方面都比城乡居民中的儿童差，患病的概率高，面临疾病的威胁的风险大，再加上父母工作性质、工作强度的影响，对孩子的疏于照顾，即使患病后，医生指导下治疗的比例低，部分儿童得不到合理的就医或者治疗，对流动儿童的健康和生长发育造成极大的威胁。流动儿童的健康状况需要引起重视。

二、建议

（一）完善流动人口信息管理制度，建立健全流动人口信息共享机制

依托基层，建立和完善流动人口信息登记管理制度，实时采集、动态录入、及时更新流动人口信息，探索鼓励流动人口主动到当地基层卫生机构登记的途径和方法，做好流动人口的转入和转出机制；整合现有卫生信息资源，建立统一的信息化操作平台和数据库，探索实现流动人口信息在各省、市、县以及各部门间共享；在流动人口信息收集的内容里增加健康状况、卫生服务需求和利用、医保报销、医疗费用等的信息，以便于全面掌握流动人口医疗和公共卫生服务的获得情况。

（二）完善流动人口基本医疗保障体系，继续关注流动人口的医保参保情况，完善异地就医结算制度，为流动人口流动过程中的医保报销提供方便，保证流动人口的报销水平

《“十二五”期间深化医药卫生体制改革规划暨实施方案》要求巩固扩大基本医保覆盖面，重点做好农民工、非公有制经济组织从业人员、灵活就业人员，以及关闭破产企业退休人员和困难企业职工参保工作。《社会保障“十二五”规划纲要》也提出了加快社会保障制度整合的要求：以农民工为重点，妥善解决人员流动过程中社会保险关系转移连续问题，实现制度的有效衔接。目前（2014 年底），全国已有 27 个省份建

立了省内异地就医结算平台，其中有22个省份基本实现了省内异地就医直接结算；一些地方进行了跨省异地就医的探索。2014年12月24日，人社部、财政部、卫计委联合印发了《关于进一步做好基本医疗保险异地就医医疗费用结算工作的指导意见》，提出了分层次推进医疗保险异地就医费用结算的思路：一是完善市级统筹，二是规范省内异地就医，三是跨省医疗费用结算管理。并提出基本医疗保险2015年实现省内异地住院费用直接结算、2016年实现跨省异地安置退休人员住院医疗费用直接结算的目标。在此基础上，结合户籍和居住证制度改革的推进，加快将其他跨省异地居住人员纳入住院医疗费用直接结算范围的节奏，积极推进，以方便流动人口的异地就医结算。随着工作的深入开展，流动人口医保覆盖率较低、报销不方便的局面将会逐步改善。

（三）积极推动流动人口市民化，给予流动人口医疗卫生服务均等化待遇。提高流动人口就医的公平性

2012年10月8日，国务院印发《卫生事业发展“十二五”规划》，要求提高进城务工人员及其子女基本医疗卫生服务可及性，使随迁儿童享有与流入地户籍儿童同等的基本医疗卫生服务。2014年7月30日，国务院印发《关于进一步推进户籍制度改革的意见》，部署进一步推进户籍制度改革的要求，促进有能力在城镇稳定就业和生活的常住人口有序实现市民化，稳步推进城镇基本公共服务常住人口全覆盖，这一意见的出台将有力地推动流动人口的城镇化进程。基本医疗卫生覆盖面将得到扩大，并得到财力保障，有利于流动人口获得均等化的医疗卫生服务，提高流动人口就医的公平性。

（四）将流动人口纳入城市人口健康管理范围，继续关注流动人口的公共卫生服务，做好流动人口的健康体检和重点慢性疾病的防治

按照《卫生事业发展“十二五”规划》的要求，做好流动人口公共

卫生服务工作，促进农民工与城镇居民享受均等化的公共卫生服务。目前，公共卫生政策重点关注的是居住半年以上的人群和妇幼健康管理，在此基础上，应逐步将居住半年以下的流动人口纳入城市健康管理的范围，将健康档案、慢性病管理等项目纳入进来，积极探索以社区为基础的流动人口公共卫生管理模式，针对流动人口特点，突出针对性和有效性，提高服务能力和效率。对流动人口开展定期健康体检；按照“分类管理与服务”的原则，对流动人口突出重点人群、重点管理，对流动人口中的慢性病人进行规范化管理，按要求定期随访，进行用药及生活方式的指导，更加有效地控制慢性病，防止并发症的发生，减少流动人口服务利用率低、流动性大带来的健康隐患，改善流动人口的生活质量。

（五）加强对流动人口的健康教育，提高流动人口的健康意识，提高主动利用基本公共卫生服务的主动性，加强职业安全及健康培训，保障流动人口健康

流动人口对疾病的防治知识掌握较少，健康意识较薄弱，患病后不去医治或者采用自我医疗的比例较高，对流动人口的健康造成威胁；流动人口住院原因中，因为损伤中毒住院的比例远高于城乡居民，流动人口工作性质一般是工作强度较大、工作环境较差的职业，一些可能由于职业而高危频发的疾病对流动人口的身体也造成了伤害。因此应充分发挥社区的作用，根据流动人口健康状况和需求开展各种形式的健康教育、健康促进活动，开展职业健康教育，加强职业防护，使其提高保健意识，增强利用基本公共卫生服务的主动性。提高流动人口健康素质水平。

（六）关注流动儿童的健康状况

建立流动儿童健康档案，对流动儿童开展定期体检，并对流动儿童的计划免疫状况、健康状况、患病情况和卫生服务利用进行追踪；利用

社区组织各种健康教育、健康促进活动，增加家长的健康意识，为流动儿童创造一个安全健康的生活环境，并保障儿童患病后得到及时的治疗；加强与流动儿童家长沟通交流，增强其对于流动儿童身体和心理等各方面的关注；增加家长陪伴孩子的时间，注意发现孩子的优点，培养流动儿童的安全感和自信心，促进儿童身心的健康成长。

报告二

农村地区5岁以下留守儿童医疗服务需要与利用

国家卫生计生委统计信息中心
北京大学医学部

冯　文　蔡　敏　徐　玲

在2015年2月28日的国务院政策例行吹风会上，国务院农民工工作领导小组办公室主任、人力资源和社会保障部副部长杨志明报告，全国农民工总量2.74亿人[1]。虽然农民工总量和外出务工人数的增幅呈下降趋势，但是全国范围内社会机械迁移的劳动力人口仍然是一个非常庞大的数字，大量适婚年龄农民外出务工，势必使其子女的去留成为问题。带孩子外出务工的，孩子成为农民工流入地的流入儿童；而不带孩子外出的，孩子则成为农民工流出地的留守儿童。研究显示，新千年以来，农民工家庭式流动的数量明显增加，夫妻共同外出的占69%，带孩子随行的比例达到44%。但是显然，还有超过半数的外出务工人员的孩子留在家乡[2]。因此，对全国而言留守儿童是一个庞大的群体，其医疗卫生服务状况必须引起足够的关注。

父母一方或双方外出打工是一种在经济欠发达地区快速改变家庭经济状况的方式。这是留守儿童现象产生和存在的社会经济背景。虽然留守儿童的规模、生活状况、成长教育等问题并不是医疗卫生服务系统本身造成的，但是医疗卫生服务系统有责任对新的社会现象和社会群体的出现做出回应。对社会问题的反应性，可以使我国的医疗卫生服务体系在社会转型的过程中更恰当地适应社会转型的要求，为广大群众的健康保障做出贡献，成为社会转型的柔顺剂和润滑剂。

目前，尽管已经开展了多种形式的关爱青少年、关爱留守儿童的社会行动，但是对于农村家庭来说，儿童养育仍然是家庭内部的私事[3]。家庭在儿童医疗卫生服务的需要、需求和利用中同样扮演第一位的重要角色。那么，农村留守儿童的健康状况和得到的医疗卫生服务怎么样，是否会因为父母一方或者双方的缺位导致健康损害或者医疗卫生服务的缺失，是医疗卫生服务管理中的重要课题。

儿童健康发展的关注历来聚焦在婴幼儿、5 岁以下及未成年三个年龄阶段，“5 岁以下”是一个健康发展状况评估的重要年龄标记，既能够衡量儿童生长发育监测、计划免疫等公共卫生服务水平，又是儿童进一步成长发育的基础，是儿童（和社会其他人）所处的社会、经济和环境状况的综合反映。5 岁以下儿童死亡率（child mortality rate under age 5，U5MR）是评价国家或地区卫生服务水平和经济发展状况的国际通行指标之一。2000 年 9 月联合国首脑会议上由 189 个国家签署《联合国千年宣言》，自此，包括第四项“降低儿童死亡率”在内的目标和指标被置于全球议程的核心，统称为千年发展目标（MDGs），其具体指标就是“2015 年五岁以下儿童死亡率降低三分之二”。1992 年，我国参照世界儿童问题首脑会议提出的全球目标和《儿童权利公约》，从中国国情出发，发布了《九十年代中国儿童发展规划纲要》，并先后出台了《中国儿童发展纲要（2001~2010 年）》和《中国儿童发展纲要（2010~2020 年）》，同样将该指标作为中国的国家行动指标。

自 2000 年以来，我国 5 岁以下儿童死亡率呈持续下降趋势，已经提前完成联合国千年发展目标。但儿童健康水平还存在城乡之间、地区之间和不同人群之间的差别。农村 5 岁以下儿童死亡率是城市的 2.8 倍。

国家卫计委在2012年的《卫生部贯彻2011~2020年中国妇女儿童发展纲要实施方案》中还针对我国目前存在大规模人口机械迁移的现实问题，专门将“改善流动人口中的妇女儿童健康状况”作为主要任务之一，特别提出要“关注留守儿童健康问题，积极采取有效干预措施”。

我国现有对留守儿童的研究集中在留守儿童教育、行为及交往、心理及情感、人身安全方面，以及对留守儿童的期望等方面的研究，鲜有关于婴幼儿阶段的留守儿童健康状况以及医疗卫生状况影响的研究[4,5]。不论从留守儿童的年龄段角度，还是从留守儿童存在的问题角度，对低龄留守儿童的躯体健康的关注都较少。

因此，本研究利用2013年第五次国家卫生服务总调查数据，分析留守儿童的健康和医疗卫生服务状况，着重在认识和理解5岁以下的留守儿童的健康状况以及他们对医疗卫生服务的利用情况，并在此基础上提出相应的政策建议。

第一节　农村留守儿童规模

一、留守儿童数量及类型

本次共调查农村地区5岁以下儿童27475人，其中留守儿童11082人，占农村5岁以下儿童总数的40.3%（表2-1-1）。

留守类型中，父母双方均外出的比例最高，占5岁以下儿童总数的20.1%，占留守儿童总数的49.8%；其次，只有父亲外出务工占5岁以下儿童的17.9%；另有2.4%的儿童只有母亲外出，农村地区合计22.5%的5岁以下儿童没有母亲在身边照顾。

不同地区留守儿童比例不同，留守儿童父母外出状况也不尽相同。中部地区，父母双方均外出的比例较高，而东部地区父亲单独外出的比例最高，母亲外出的比例最低。

表 2-1-1　农村留守儿童类型及比例

地区分类	调查儿童数（人）	留守儿童比例（%）			
		合计	只父亲外出	只母亲外出	父母均外出
合计	**27475**	**40.3**	**17.9**	**2.4**	**20.1**
东部	7210	32.6	16.2	2.0	14.4
中部	9348	50.3	20.4	2.6	27.3
西部	10917	37.0	16.9	2.4	17.7

二、不同年龄儿童留守状况

在孩子的各个年龄段中都有父母外出打工的情况，其中 0 岁组是较特殊的阶段，留守儿童的比例占该年龄组儿童总数的 36.1%，低于其他各年龄组。在 1~4 岁各个年龄组中，留守儿童的比例差异不大，占同龄农村儿童总数的 41%左右。

表 2-1-2　不同年龄农村留守儿童类型及比例

年龄	调查儿童数（人）	留守儿童比例（%）			
		合计	只父亲外出	只母亲外出	父母均外出
0 岁	4743	36.1	25.8	1.5	8.8
1 岁	5620	40.9	18.3	2.1	20.6
2 岁	5561	41.8	16.2	2.2	23.4
3 岁	5633	41.6	15.9	2.6	23.1
4 岁	5918	40.6	14.7	3.2	22.7

儿童年龄对父亲是否外出影响较小，即使在 0 岁儿童中，也有 34.6%的儿童没有父亲在身边。与父亲不同，母亲是否外出受到了儿童年龄的影响，孩子年龄越大，母亲外出的比例越高。在 0 岁组儿童中，只有 10.4%的儿童没有母亲在身边；4 岁组，母亲外出务工的儿童比例达到 25.9%。孩子 1 岁以后，农村家庭比较倾向于父母双双外出务工，亲子关系由于父母的双双外出而被疏离。

三、不同性别儿童留守状况

总体而言，农村留守儿童的性别比与非留守儿童没有差别，孩子是否处于留守状态与孩子的性别关系不大。但是，女童家庭父母均外出的比例略高，只有母亲外出的比例略低。

表 2-1-3　不同性别农村留守儿童类型及比例

性别	调查儿童数（人）	留守儿童（%）			
		合计	只父亲外出	只母亲外出	父母均外出
男性	14752	40.3	17.9	2.5	19.9
女性	12723	40.4	17.9	2.2	20.3
性别比	116	116	116	130	114

第二节　农村留守儿童的家庭生活状况

一、家庭规模

父母一方或者双方的外出务工降低了家庭人口规模。调查显示，留守儿童家庭户均有常住人口 3.79 人，小于非留守儿童家庭的 4.62 人。如果将外出务工父母计入家庭人口，留守儿童家庭的人口规模大于非留守儿童家庭，特别是父母均外出的留守儿童家庭，原有家庭规模相对较大。留守儿童家庭与非留守儿童家庭中，平均每户有 5 岁以下儿童数基本相同，但是，家庭中儿童的数量对于父母是否双双外出有影响，平均 5 岁以下孩子多的家庭更倾向于父亲单独外出，反之则母亲更有可能外出。

表 2-2-1　农村儿童的家庭规模

样本情况	合计	非留守儿童	留守儿童			
			合计	只父亲外出	只母亲外出	父母均外出
调查总户数（户）	21144	12711	8484	3580	538	4421
调查总人口（人）	90614	58766	32165	14682	2183	15604
5 岁以下儿童数	27475	16393	11082	4912	652	5518
户均常住人口（人）	4.29	4.62	3.79	4.10	4.06	3.53
户均 5 岁以下儿童（人）	1.30	1.29	1.31	1.37	1.21	1.25

全国各地留守儿童家庭的户均常住人口数均小于非留守儿童家庭。对于家庭中的孩子数量，东中部地区的情况相似，留守儿童家庭规模较小，有 5 岁以下儿童的数量多于非留守儿童家庭。但在西部地区，虽然非留守儿童中的家庭规模同样大于留守儿童家庭，但非留守儿童家庭中平均有 5 岁以下儿童 1.35 个，高于留守儿童家庭的 1.32 个，非留守儿童家庭的孩子数量更大，而且相对而言家庭中孩子的照顾者

的数量较少。

表 2-2-2 不同地区农村儿童家庭收支状况

样本情况	东部		中部		西部	
	非留守	留守	非留守	留守	非留守	留守
调查总户数（户）	3890	1788	3711	3597	5110	3048
调查总人口（人）	18373	6925	16696	13304	23697	11619
5 岁以下儿童数	4862	2348	4648	4700	6883	4034
户均常住人口（人）	4.7	3.9	4.5	3.7	4.6	3.8
户均 5 岁以下儿童（人）	1.25	1.31	1.25	1.31	1.35	1.32

二、家庭经济状况

留守儿童家庭与非留守儿童家庭经济状况在不同地区存在差别。留守儿童家庭的年人均收入为 9452 元，高于非留守儿童家庭的 9016 元。留守儿童的家庭年人均支出 6560 元，略高于非留守儿童家庭的 6503 元。

在家庭支出结构方面，留守儿童家庭年人均卫生支出较高，达 797 元，远超过非留守儿童家庭的 685 元。各类留守儿童家庭中，父母均外出的留守儿童家庭的人均年卫生支出达到 826 元，为各类家庭中最高。留守儿童家庭食品支出占比高于非留守儿童家庭 1 个百分点。

在各种留守儿童家庭模式中，只有母亲外出务工的留守儿童家庭的人均年收入最低，人均年支出也最低，食品支出占比最高，而卫生支出占比最低。父母双方均外出的留守儿童家庭人均年收入最高，人均年支出最高。

表 2-2-3　农村儿童家庭收支状况

经济状况	合计	非留守儿童	留守儿童			
			合计	只父亲外出	只母亲外出	父母均外出
人均年收入（元）	9178	9016	9452	9130	8635	9857
人均年支出（元）	6527	6503	6560	6312	6254	6826
人均年卫生支出（元）	725	685	797	775	721	826
食品支出占比（%）	37.5	37.1	38.1	37.8	39.6	38.3
卫生支出占比（%）	11.1	10.5	12.1	12.3	11.5	12.1

东部地区非留守儿童家庭人均年收入高于留守儿童家庭；而中、西部地区，留守儿童家庭的人均高于非留守儿童家庭，在中、西部地区外出务工增加了家庭的收入。

数据显示，我国东部地区的留守儿童家庭的经济条件相对较差，人均年收入低于非留守儿童家庭。而在中部和西部地区，是留守儿童的家庭人均年收入更高。但是西部地区，父母一方或者双方外出对家庭收入

表 2-2-4　不同地区农村儿童家庭收支状况

经济状况	东部		中部		西部	
	非留守	留守	非留守	留守	非留守	留守
人均年收入（元）	11238	10739	8749	10118	7480	7993
人均年支出（元）	7900	7432	6155	6814	5664	5779
人均年卫生支出（元）	712	798	656	786	685	809
食品支出占比（%）	39.9	43.5	34.7	36.3	35.9	36.4
卫生支出占比（%）	9.0	10.7	10.7	11.5	12.1	14.0

的贡献有限，留守儿童家庭人均年收入只比非留守儿童家庭高500元，而中部地区的留守儿童家庭的人均年收入高出非留守儿童家庭近1300元，收入水平接近东部地区留守儿童家庭，外出务工对家庭经济状况的改善明显。此外，东部地区食品支出占比最高，卫生支出占比最低；中部地区食品支出占比最低；西部地区卫生支出占比最高。

三、家庭照顾模式

对于农村的非留守儿童来说，承担照顾责任的主要是父母，90.9%的孩子和父母一起生活。而留守儿童主要的照顾角色是祖父母和父母，分别是54.4%和43.1%。对于父母均外出的留守儿童来说，95.8%由祖父母照顾。5岁以下留守儿童由哥哥、姐姐和其他亲属照顾的比例也高于非留守儿童。

表2-2-5 提供孩子日常生活照料人员构成（%）

照料人员	合计	非留守儿童	留守儿童			
			合计	只父亲外出	只母亲外出	父母均外出
父母	71.8	90.9	43.1	87.8	60.0	—
祖父母	27.0	8.7	54.4	11.6	38.5	95.8
哥哥/姐姐	0.3	0.1	0.5	0.2	0.3	0.8
其他	1.0	0.3	2.0	0.4	1.3	3.4

第三节 农村留守儿童的医疗保障与卫生保健

一、医疗保障状况

调查发现，农村儿童家庭的基本医疗保障参保率较高，平均达到

89.4%，并随年龄增加而逐渐升高（表2-3-1）。农村留守儿童家庭社会保障程度较高，参加各种类型基本医疗保险的比例（90.1%）高于非留守儿童家庭（88.9%）。

我国东部各省的留守儿童的基本医疗保险参保率低于非留守儿童家庭，但在中、西部地区，留守儿童的社会医疗保险参保率高于非留守儿童家庭。

表2-3-1　农村儿童基本医疗保险参保率（%）

年龄	合计		东部		中部		西部	
	非留守	留守	非留守	留守	非留守	留守	非留守	留守
合计	**88.9**	**90.1**	**87.6**	**85.5**	**88.6**	**91.6**	**90.0**	**91.1**
0岁	63.4	65.4	62.1	57.0	61.0	68.3	66.0	67.4
1岁	90.7	91.2	89.6	86.5	91.0	93.4	91.2	91.5
2岁	94.8	94.2	93.1	91.3	95.1	95.0	95.7	95.1
3岁	96.5	97.0	95.5	95.1	95.9	97.8	97.5	97.1
4岁	97.1	96.6	96.9	94.2	96.5	96.8	97.7	97.5

二、家庭一般性疾病对就医机构的选择

留守儿童家庭更倾向于选择较基层的医疗机构，76.5%选择诊所、卫生室，高于非留守儿童家庭的68.5%。留守儿童家庭选择医院的比例（3.2%）低于非留守儿童家庭（6.8%）。

在东中部地区，留守儿童与非留守儿童一般就医机构的选择差异较小，留守儿童选择卫生所、卫生室和社区卫生服务站的比例比非留

守儿童家庭高 2~3 个百分点，选择乡镇卫生院和社区卫生服务中心相差不足 1 个百分点。在中部地区，留守儿童家庭选择医院的比例（1.7%）比非留守儿童低（3.4%），两者之间的差距小于东部地区。东部地区只有 3.4%的留守儿童家庭选择医院，而有 7.6%的非留守儿童家庭选择医院。但在西部地区，留守儿童家庭选择卫生所、室、站的比例比非留守儿童家庭高 12 个百分点，选择卫生院和社区卫生服务中心的比例比非留守儿童低 6.5 个百分点，选择医院的比例也低近 5 个百分点。

表 2-3-2　农村儿童家庭一般就医机构选择构成（%）

机构类型	合计		东部		中部		西部	
	非留守	留守	非留守	留守	非留守	留守	非留守	留守
卫生所/室/站	68.5	76.5	67.2	70.6	81.3	83.3	60.2	72.1
卫生院/社区中心	24.1	20.2	24.8	25.5	15.0	14.7	30.1	23.5
医院	6.8	2.8	7.6	3.4	3.4	1.7	8.6	3.7
其他	0.6	0.5	0.5	0.6	0.2	0.4	1.0	0.6

三、儿童体检和预防接种

数据显示，留守儿童的体检率、身高测量率均略低于非留守儿童，留守儿童的体重测量率和非留守儿童一样。在东中部地区，留守儿童的体检率、身高测量率和体重测量率均低于非留守儿童，但在西部地区，是留守儿童的上述三项生长发育监测率更高。

非留守儿童的母乳喂养好于留守儿童，在各地均是非留守儿童的母乳喂养状况高于留守儿童，但中部地区的差距最大，东部地区差距最小。

父母外出务工没有妨碍留守儿童获得政府免费提供的基本的计划免疫服务，留守儿童的五种法定疫苗接种完成率均高于非留守儿童（表2-3-3）。我国从东部到中部、西部，儿童五种疫苗的接种率逐渐下降，百白破疫苗的接种率差距最大，东部比西部高6.8个百分点。在东部和中部，留守儿童的疫苗接种率与非留守儿童相似，但是在西部地区，留守儿童五种疫苗的接种率均高于非留守儿童，其中差距最大的百白破疫苗，留守儿童的接种率为91.6%，高出非留守儿童（85.1%）6.5个百分点。

表2-3-3　儿童体检和疫苗接种率（%）

指标	合计		东部		中部		西部	
	非留守	留守	非留守	留守	非留守	留守	非留守	留守
年内体检率	73.5	71.2	77.1	70.2	76.8	69.9	68.8	73.3
身高测量率	98.2	98.1	98.5	98.1	99.1	98.2	97.3	98.1
体重测量率	97.9	97.9	98.3	98.2	98.9	97.9	96.9	97.6
母乳喂养率	88.0	84.6	87.3	86.2	85.0	80.6	90.6	88.3
添加辅食月份	6.1	6.5	6.5	6.2	8.1	8.0	7.4	7.2
疫苗接种率								
卡介苗	97.9	98.2	99.1	98.8	98.8	98.2	96.8	98.0
百白破	89.6	92.5	93.1	94.0	94.3	93.4	85.1	91.6
脊灰	91.5	93.6	93.8	94.5	94.7	94.3	88.5	93.0
麻疹	96.5	96.9	97.6	97.4	97.2	96.9	95.7	97.1
乙肝	92.2	93.9	93.5	95.3	95.1	94.3	90.1	93.4

第四节 农村留守儿童两周患病及治疗

一、两周患病情况

（一）两周患病率

调查显示，我国农村地区5岁以下儿童的两周患病率为10.0%，留守儿童两周患病率高于非留守儿童，分别为10.5%和9.6%。

农村5岁以下儿童的两周患病率有地区差异。东部地区最高，达到11.8%；其次是中部地区，为10.1%；西部最低，为8.6%。男童与女童有同样的地区变化趋势。各个地区中，东中部地区留守儿童的两周患病率高于非留守儿童（不超过0.5个百分点），但西部地区超过2.2个百分点。

留守男童和留守女童的两周患病率分别高于非留守儿童，男童之间差别较小，相差近0.5个百分点，女童相差1.6个百分点。在东中部地区，留守男童的两周患病率低于非留守男童，而留守女童的两周患病率高于非留守女童。在西部地区，留守男女童的两周患病率均高于非留守男女童，特别是西部地区的留守男童，两周患病率高于非留守男童2.6个百分点，留守女童也高1.7个百分点。

表2-4-1 不同家庭照顾模式下的留守儿童两周患病率（%）

性别	合计		东部		中部		西部	
	非留守	留守	非留守	留守	非留守	留守	非留守	留守
合计	**9.6**	**10.5**	**11.6**	**12.1**	**10.0**	**10.2**	**7.8**	**10.0**
男性	9.9	10.4	12.3	11.8	10.3	9.6	7.9	10.5
女性	9.1	10.7	10.9	12.6	9.6	10.8	7.7	9.4

（二）两周患病的病种

调查发现，留守儿童和非留守儿童两周患病的疾病谱前五位完全一致。与非留守儿童一样，呼吸系统和消化系统疾病是留守儿童最主要的健康问题。皮肤皮下组织疾病、损伤中毒和传染病也同样位于两周患病疾病谱的3~5位。

表2-4-2　农村儿童两周患病疾病类别构成（%）

疾病系统名称	合计		东部		中部		西部	
	非留守	留守	非留守	留守	非留守	留守	非留守	留守
呼吸系统疾病	83.22	81.92	86.04	80.35	84.48	82.88	79.14	81.89
消化系统疾病	9.00	10.45	6.18	11.93	10.13	9.19	10.99	10.92
皮肤皮下组织疾病	1.53	2.14	1.24	2.46	1.51	2.30	1.86	1.74
损伤、中毒	1.47	1.46	1.77	2.46	0.86	1.46	1.68	0.74
传染病、寄生虫	1.02	0.86	1.41	0.00	0.22	1.04	1.49	1.24
其他	3.77	3.17	3.36	2.81	2.80	3.13	4.84	3.47

对比不同家庭照顾模式的留守儿童与非留守儿童疾病别两周患病率发现，父亲或母亲照顾的留守儿童呼吸系统疾病的患病率与父母照顾的留守儿童相差不大，而祖父母照顾的留守儿童呼吸系统疾病的患病率高于祖父母照顾的非留守儿童。而消化系统疾病的患病率，无论是父母还是祖父母照顾，留守儿童均分别高于非留守儿童，皮肤皮下组织疾病患病率高于非留守儿童，损伤和中毒比例略高于非留守儿童。

表 2-4-3　不同家庭照顾模式的儿童疾病别两周患病率（‰）

疾病系统名称	留守儿童				非留守儿童			
	合计	父或母	祖父母	其他	合计	父母	祖父母	其他
传染病计	0.90	0.85	1.01	0.00	0.98	0.81	2.80	0.00
寄生虫病计	0.00	0.00	0.00	0.00	0.06	0.07	0.00	0.00
内分泌、营养、代谢	0.18	0.00	0.34	0.00	0.06	0.07	0.00	0.00
血液、造血器官	0.27	0.21	0.34	0.00	0.18	0.20	0.00	0.00
神经系病计	0.36	0.64	0.00	2.28	0.55	0.47	1.40	0.00
眼及附器疾病	0.36	0.64	0.17	0.00	0.31	0.27	0.70	0.00
耳和乳突疾病	0.45	0.00	0.67	2.28	0.24	0.27	0.00	0.00
循环系统疾病	0.27	0.00	0.50	0.00	0.31	0.27	0.70	0.00
呼吸系统疾病	86.27	77.63	91.89	98.17	79.55	79.00	84.67	89.74
中：急上呼感染	82.84	74.01	88.35	98.17	73.87	73.63	77.68	51.28
肺炎	2.89	3.40	2.69	0.00	3.78	3.49	6.30	12.82
消化系统疾病	11.01	11.91	11.11	0.00	8.60	8.67	8.40	0.00
中：急性胃炎	7.04	7.87	6.90	0.00	4.94	4.90	5.60	0.00
泌尿生殖系病	0.09	0.00	0.17	0.00	0.12	0.07	0.70	0.00
皮肤皮下组织	2.26	1.06	3.37	0.00	1.46	1.41	2.10	0.00
肌肉、骨骼结缔组织病	0.18	0.21	0.17	0.00	0.12	0.13	0.00	0.00
先天异常	0.36	0.21	0.34	2.28	0.24	0.27	0.00	0.00
围产期疾病	0.18	0.21	0.17	0.00	0.43	0.47	0.00	0.00
损伤和中毒	1.53	1.49	1.68	0.00	1.40	1.48	0.70	0.00
其他	0.18	0.21	0.17	0.00	0.18	0.20	0.00	0.00

二、两周患病的处置方式

（一）两周患病的处置方式

数据显示，两周内就诊是农村 5 岁以下儿童两周患病以后最主要的处置方式，占 86%。纯自我医疗是第二位的两周处置方式，占患病儿童总数的 10.2%。还有 1.4%的患病儿童是在两周前就诊。有 2.3%的患儿未采取任何治疗措施。

留守儿童与非留守儿童在两周患病后的处置方式相似。两周内就诊的比例（87%）略高于非留守儿童（85.3%），留守儿童未治疗和纯自我医疗的比例（分别为 2.1%和 9.4%）均低于非留守儿童（分别为 2.5%和 10.8%）。

表 2-4-4 显示，我国从东部到西部，5 岁以下儿童两周就诊率逐渐下降，从东部地区的 18.6%下降到中部地区的 14.0%，再进一步下降到西部地区的 10.3%。在东、中部地区，留守儿童的两周就诊率低于非留守儿童不超过 0.3 个百分点。而西部地区的留守儿童两周就诊率较高，高于非留守儿童 3.1 个百分点。

在各地，留守女童的两周就诊率均高于非留守女童。东中部地区，留守男童的两周就诊率低于非留守男童，西部地区留守男童的两周就诊率高于非留守男童。

在两周内患病的各种处置方式中，我国从东部、到中部、再到西部，未治疗的比例逐渐增加。纯自我医疗的比例有明显增加，东部地区纯自我医疗的比例仅为 6.3%，而西部地区纯自我医疗的比例达到 13.7%，增加了 7.4 个百分点。

比较各种儿童的家庭照顾模式发现，祖父母照顾的非留守儿童选择两周内就诊的比例为 88.4%，略高于父母照顾的非留守儿童的 85.1%。但是对于留守儿童，祖父母照顾的留守儿童更多的是采用纯自我医疗的

表 2-4-4　不同地区留守儿童的两周患病处置方式

分类	两周就诊率（%）			两周患病处置方式构成（%）			
	合计	男性	女性	未治疗	纯自我医疗	两周前就诊	两周内就诊
合计	**13.7**	**14.4**	**12.9**	**2.3**	**10.2**	**1.4**	**86.0**
留守儿童	14.3	14.2	14.4	2.1	9.4	1.5	87.0
非留守儿童	13.3	14.6	11.9	2.5	10.8	1.3	85.3
东部	18.6	19.8	17.1	2.0	6.3	1.3	90.4
留守儿童	18.4	18.5	18.3	1.4	5.6	1.1	91.9
非留守儿童	18.7	20.4	16.5	2.3	6.7	1.4	89.6
中部	14.0	13.9	14.0	2.1	10.3	1.7	85.9
留守儿童	13.9	12.9	15.1	2.7	8.4	1.5	87.5
非留守儿童	14.0	15.0	12.9	1.5	12.3	1.9	84.3
西部	10.3	11.1	9.4	2.9	13.7	1.2	82.2
留守儿童	12.2	13.1	11.3	2.0	13.4	1.7	82.9
非留守儿童	9.1	9.9	8.2	3.5	14.0	0.7	81.8

方式（占两周患病处置方式的 11.2%），高于祖父母照顾的非留守儿童 1.7 个百分点；祖父母照顾的留守儿童未采取任何治疗措施的比例（3%）不但高于同样是祖父母照顾的非留守儿童（1.4%），而且远高于其他家庭照顾类型的留守儿童。

表 2-4-5　不同家庭照顾模式儿童的两周患病处置方式构成（%）

分类	未治疗	纯自我医疗	两周前就诊	两周内就诊
留守儿童小计	2.1	9.4	1.5	87.0
父或母	0.9	7.3	1.5	90.3
祖父母	3.0	11.2	1.5	84.3
其他	2.4	2.4	0	95.2
非留守儿童小计	2.5	10.8	1.3	85.3
父母	2.5	11.0	1.4	85.1
祖父母	1.4	9.5	0.7	88.4
其他	14.3	14.3	0	71.4
合计	2.3	10.2	1.4	86.0

（二）疾病别两周就诊情况

数据显示，农村 5 岁以下儿童两周就诊最主要的两种疾病类型是呼吸系统疾病和消化系统疾病，其次是皮肤、皮下组织疾病和损伤、中毒类疾病，两周就诊的病种没有明显差别。

（三）两周就诊机构选择

留守儿童更倾向于利用基层医疗机构。从东部到西部，留守儿童利用卫生所/室/站的比例分别为 65.6%、71.6%和 65.0%，分别比非留守儿童的 60%、63.3%和 53.3%高出 5.6、8.3 和 11.7 个百分点。各地留守儿童利用县及县以上各级医院的比例低于非留守儿童，从东部到西部差距逐渐增大。

表 2-4-6 不同照顾类型儿童就诊疾病别构成（%）

疾病分类	合计	留守儿童				非留守儿童
		合计	父或母	祖父母	其他	
传染病计	0.97	0.63	0.66	0.47	0.00	1.60
寄生虫病计	0.03	0.00	0.00	0.00	0.00	0.05
内分泌、营养、代谢	0.10	0.25	0.26	0.47	0.00	0.00
血液、造血器官	0.20	0.19	0.20	0.24	0.00	0.09
神经系病计	0.47	0.32	0.33	0.00	1.33	0.41
眼及附器疾病	0.30	0.25	0.26	0.12	0.00	0.14
耳和乳突疾病	0.30	0.63	0.66	0.71	5.33	0.32
循环系统疾病	0.37	0.06	0.00	0.12	0.00	0.55
呼吸系统疾病	83.61	80.19	79.95	80.80	92.00	81.98
中：急上呼感染	78.99	74.87	74.72	74.79	92.00	74.89
肺炎	3.14	4.81	4.77	5.06	0.00	4.89
消化系统疾病	9.03	11.33	11.38	9.89	0.00	9.52
泌尿生殖系病	0.10	0.25	0.26	0.47	0.00	0.18
皮肤皮下组织病	1.74	2.85	2.91	4.71	0.00	1.69
肌肉、骨骼结缔组织病	0.10	0.13	0.13	0.00	0.00	0.09
先天异常	0.17	0.00	0.00	0.00	0.00	0.05
围产期疾病	0.30	0.19	0.20	0.24	0.00	0.55
损伤和中毒	1.34	1.71	1.72	1.53	0.00	1.60
其他	0.23	0.13	0.13	0.12	0.00	0.18
不详	0.57	0.89	0.93	0.12	1.33	0.82

表 2-4-7　不同地区的留守儿童两周患病的首诊地点构成（%）

机构类型	合计		东部		中部		西部	
	非留守	留守	非留守	留守	非留守	留守	非留守	留守
卫生所/室/站	58.7	67.9	60.0	65.6	63.3	71.6	53.3	65.0
卫生院/社区中心	20.6	21.3	20.1	26.0	19.0	19.6	22.6	19.8
县市区医院	17.4	9.2	16.6	7.3	15.9	8.1	19.6	12.0
地市、省级医院	2.2	1.0	2.0	0.4	1.3	0.5	3.2	2.1
其他	1.1	0.7	1.4	0.8	0.5	0.2	1.4	1.2

（四）两周未就诊情况

数据显示，我国东、中、西部地区的农村 5 岁以下儿童两周未就诊比例存在地区差异，东部地区最低，仅为 9.6%；中部地区居中，为 14.1%；西部地区最高，达到 17.8%。在东中西部地区留守儿童的两周未就诊比例均低于非留守儿童，西部地区差别最小，中部地区差别最大。

表 2-4-8　不同地区的两周未就诊比例

指标	合计		东部		中部		西部	
	留守	非留守	留守	非留守	留守	非留守	留守	非留守
两周患病人数	1157	1541	283	558	473	457	401	526
两周就诊人数	1006	1317	260	500	414	384	332	433
两周未就诊人数	151	224	23	58	59	73	69	93
两周未就诊比例（%）	13.0	14.7	8.1	10.4	12.5	15.7	17.1	18.2

（五）两周未就诊原因

数据显示，不论对于留守儿童还是非留守儿童，“自觉病轻”都是最主要的未就诊原因。66.4%的留守儿童和61.8%的非留守儿童的两周应就诊未就诊是因为“自觉病轻”。留守儿童因为经济困难未就诊的比例（7.4%）高于非留守儿童（3.9%）；因为交通不便未就诊的比例（3.4%）也高于非留守儿童（1.8%）。

表 2-4-9　不同家庭照顾模式的留守儿童未就诊原因构成（%）

原因	合计		东部		中部		西部	
	留守	非留守	留守	非留守	留守	非留守	留守	非留守
遵医嘱治疗	11.4	9.2	13.6	13.6	11.9	12.3	10.3	4.2
自感病轻	66.4	61.8	72.7	69.5	71.2	72.6	60.3	49.0
经济困难	7.4	3.9	0.0	3.4	8.5	5.5	8.8	3.1
就诊麻烦	0.7	2.6	0.0	5.1	0.0	0.0	1.5	3.1
无时间	0.7	3.5	0.0	0.0	1.7	0.0	0.0	8.3
交通不便	3.4	1.8	4.5	0.0	3.4	0.0	2.9	4.2
无有效措施	0.7	1.8	4.5	0.0	0.0	1.4	0.0	3.1
其他	9.4	15.4	4.5	8.5	3.4	8.2	16.2	25.0

第五节　农村留守儿童住院服务利用情况

一、年住院率

数据显示，留守儿童的年住院率为8.0%，接近非留守儿童的年住院率为7.9%。男童的年住院率高于女童，分别为9.0%和6.7%。但留守男童与留守女童年住院率的差距大于非留守男童和非留守女童。

表2-5-1显示，我国从东部到西部，农村儿童的年住院率逐渐增高，从东部地区的6.5%上升到西部地区的8.6%。但是，各地留守儿童与非留守儿童相比，年住院率的趋势不同。东部地区，留守儿童的年住院率低于非留守儿童，中部地区是留守儿童的年住院率较高，西部地区两者持平。

表2-5-1 不同地区农村5岁以下儿童的年住院率（%）

性别	合计			东部			中部			西部		
	合计	留守	非留守	合计	留守	非留守	合计	留守	非留守	合计	留守	非留守
合计	7.9	8.0	7.9	6.5	6.0	6.7	8.3	8.4	8.2	8.6	8.6	8.6
男性	9.0	9.2	8.9	7.4	6.8	7.7	9.7	9.4	10.0	9.6	10.3	9.1
女性	6.7	6.6	6.7	5.4	5.0	5.5	6.6	7.1	6.1	7.5	6.8	7.9

二、住院原因构成

数据显示，疾病是留守儿童住院的主要原因，占各类住院的94.7%。但是留守儿童因为损伤、中毒住院的比例（2.9%）高于非留守儿童（2.2%）。我国东中部地区，留守儿童因损伤、中毒住院的比例均高于非留守儿童，尤其是中部地区，留守儿童中损伤、中毒的住院构成高于非留守儿童2个百分点。

表 2-5-2　不同家庭照顾模式的留守儿童住院原因构成（%）

原因	合计		东部		中部		西部	
	非留守	留守	非留守	留守	非留守	留守	非留守	留守
疾病	94.3	94.7	93.3	94.3	94.5	94.4	94.7	95.1
损伤、中毒	2.2	2.9	2.5	2.9	1.0	3.0	2.9	2.9
其他	3.5	2.4	4.3	2.9	4.5	2.5	2.4	2.0

三、住院机构选择

数据显示，县市区医院是农村 5 岁以下儿童住院机构的首选，占各类住院机构的 66.7%。留守儿童更倾向于选择相对基层的医疗机构，利用卫生院、社区卫生服务中心等基层医疗机构住院的比例为 19.9%，高于非留守儿童的 14.6%。留守儿童利用地市、省级医院住院的比例为 13.2%，低于非留守儿童的 17%。

各类地区儿童都将县市区医院作为住院机构的首选，其次是卫生院、社区卫生服务中心，居第三位的是地市医院。在中部地区留守儿童

表 2-5-3　不同地区留守儿童的住院机构构成（%）

机构类型	合计			东部			中部			西部		
	合计	留守	非留守	合计	留守	非留守	合计	留守	非留守	合计	留守	非留守
卫生院/社区中心	16.8	19.9	14.6	13.9	17.9	12.3	19.6	22.8	16.3	15.8	17.5	14.8
县市区医院	66.7	65.8	67.4	70.8	70.7	70.9	62.6	61.8	63.5	68.1	68.4	67.9
地市医院	11.3	9.6	12.5	12.0	9.3	13.2	11.7	10.6	12.9	10.7	8.6	11.9
省医院	4.1	3.6	4.5	3.0	2.1	3.4	4.5	3.0	6.0	4.4	4.9	4.1
其他	1.1	1.0	1.1	0.2	0.0	0.3	1.5	1.8	1.3	1.1	0.6	1.4

利用卫生院、社区卫生服务中心住院的比例最高，达到22.8%，超过非留守儿童的16.3%；留守儿童与非留守儿童之间的差距也最大，留守儿童高出非留守儿童6.5个百分点。同时，留守儿童利用地市、省级医院的比例为13.6%，低于非留守儿童的18.9%，留守儿童利用较高层级医疗机构的比例与非留守儿童的差距在各类地区中最高。

四、应住院未住院情况

数据显示，留守儿童的未住院比例（7.2%）高于非留守儿童（6.7%）。男女童情况不同，留守男童与非留守男童的应住院未住院比例相同，均为6.4%。但留守女童的应住院未住院比例为8.4%，高于非留守女童的7.1%。

中西部地区的留守儿童应住院未住院比例高于非留守儿童，中部地区差距最大，高出1.1个百分点，西部地区高出0.5个百分点。东部地区留守儿童的应住院未住院比例低于非留守儿童1.5个百分点。

表 2-5-4　留守儿童应住院未住院比例（%）

性别	合计			东部			中部			西部		
	合计	留守	非留守	合计	留守	非留守	合计	留守	非留守	合计	留守	非留守
合计	6.9	7.2	6.7	5.9	4.8	6.3	7.2	7.7	6.6	7.1	7.5	7.0
男	6.4	6.4	6.4	6.1	6.5	5.9	6.5	5.4	7.4	6.5	7.3	6.0
女	7.6	8.4	7.1	5.4	1.8	7.0	8.4	11.1	5.1	8.0	7.7	8.1

五、未住院原因

表2-5-5显示，有39%是家长认为没有必要，是最重要的导致应住

院未住院的原因。近 20%是由于经济原因，8%因为没有时间，没有儿童因为医院服务差而出现应住院未住院的问题。但是导致留守儿童和非留守儿童未住院的原因不同，留守儿童因为经济困难的比例（24.6%）和因为无时间的比例（9.8%）分别高于非留守儿童的 16.5%和 7.1%。留守儿童未住院是认为住院“没有必要”的有 30%，而有近 50%的非留守儿童未住院是因为“没有必要”。

在东部地区，没有留守儿童的未住院是因为经济困难；但西部地区有 32%的留守儿童未住院是因为经济困难，超过非留守儿童（17.5%）15 个百分点。在东中部地区，分别有 16.7%的留守儿童应住院未住院时因为没有时间；但在东部地区，非留守儿童因此未住院的比例高达 19%；而中部地区的非留守儿童仅为 4.2%。在西部地区，没有留守儿童因为时间问题导致应住院未住院。

表 2-5-5　农村 5 岁以下儿童年应住院未住院原因构成（%）

原因	合计			东部		中部		西部	
	合计	留守	非留守	留守	非留守	留守	非留守	留守	非留守
没有必要	39.0	29.5	45.9	50.0	47.6	23.3	33.3	32.0	52.5
无有效措施	2.7	0.0	4.7	0.0	4.8	0.0	12.5	0.0	0.0
经济困难	19.9	24.6	16.5	0.0	9.5	23.3	20.8	32.0	17.5
医院服务差	0.0	0.0	0.0	0.0	0.0	0.0	0.0	0.0	0.0
无时间	8.2	9.8	7.1	16.7	19.0	16.7	4.2	0.0	2.5
无床位	6.2	4.9	7.1	16.7	4.8	6.7	12.5	0.0	5.0
其他	24	31.1	18.8	16.7	14.3	30.0	16.7	36.0	22.5

第六节　讨论与建议

一、留守儿童的规模

留守儿童的规模与留守儿童的界定有关[6]。以往研究通常把只要有父母一方外出的即界定为留守儿童，再把其中父母只有一方外出的界定为“半留守儿童”，把父母双方均外出的称之为“完全留守儿童”[7]。

留守儿童的规模还与对研究对象年龄的界定有关，在研究中对留守儿童的年龄的界定通常取决于研究目的。大部分有关留守儿童教育问题的研究通常使用“学龄前”、“学龄”、“义务教育阶段”等年龄段范围框定研究对象。2013 年全国 10 个省 9448 名农村义务教育阶段学龄儿童的调查显示，留守儿童占调查对象的 39.69%，劳务输出集中省份的留守儿童比例更高。留守儿童中，完全留守儿童占 43.36%，半留守儿童超过半数；而且半留守儿童中超过 80%是父亲外出，只有 17.18%是只有母亲外出[6]。

留守儿童的规模还与父母外出的时间界定有关，季节性流动的农民工的农村子女是否纳入留守儿童的范畴在不同的研究中采取不同的策略。

在医疗服务领域，5 岁以下儿童的健康和医疗卫生服务状况具有重要的妇幼保健和公共卫生意义，同时，我国对流动人口的界定以半年为限。因此，本研究将 5 岁以下、父母双方或一方外出务工半年以上的儿童定为留守儿童。

本研究显示，5 岁以下留守儿童占农村儿童的 40.33%。父母双方均外出的完全留守儿童接近留守儿童的半数，达到 49.80%；半留守儿童中有 11.72%是只有母亲外出。留守儿童中男性占 53.7%，与非留守儿童中的男童比例一致。留守儿童与非留守儿童中的性别构成没有差别，与全国第五次人口普查中的儿童性别比（1.16）相同[8]。本研究显示的留守儿童规模与既往研究相似，但是，父母双方均外出的比例高于既往其他研究。

2010年第六次全国人口普查数据显示，全国农村共有5岁以下儿童4459.6万人，如果以40.33%的留守儿童计算，则全国留守儿童的总量为1798.56万人。因此，了解留守儿童的健康以及医疗卫生服务状况，对完善农村地区的妇幼卫生服务、提高农村地区儿童健康有重要意义。

以往研究认为，夫妻分居是农民工的主要家庭模式[9]。但是本研究显示，大约有半数的留守儿童处在父母双方同时外出务工的状态，符合农民工的家庭式流动的变化趋势。虽然有利于改善夫妻关系，但是亲子关系的断裂可能成为最主要的家庭关系模式，留守儿童可能面临更普遍的跨代养育问题。

二、留守儿童的健康状况与医疗卫生服务需要

（一）留守儿童的公共卫生服务状况没有明显不足

基本公共卫生服务的均等化是近年来医疗卫生服务体系的政策与实践重点，儿童的喂养和计划免疫是其中的重要内容。本研究结果显示，留守儿童五种疫苗的接种率都略高于非留守儿童，说明留守儿童在计划免疫方面没有明显缺陷。父母一方或者双方外出没有造成留守儿童计划免疫不足或者缺失。

在生长发育监测方面，留守儿童母乳喂养比例更低，年内体检率更低。有对学龄留守儿童的研究显示，农村留守儿童对于营养知识与食品安全知识的了解非常少[10]；留守儿童家庭得到的社会支持有限[11]。因此，不能排除父母一方或者双方外出务工的状态会因此导致留守儿童存在远期健康问题的可能。

（二）留守儿童有更高的医疗服务需要和利用

本研究发现，留守儿童两周患病率较高，两周就诊率和年住院率均高于非留守儿童，留守儿童的两周未就诊比例低于非留守儿童，但年应住院未住院率高于非留守儿童，说明留守儿童有相对于非留守儿童较高的医疗服务需求和利用。

有研究认为，重男轻女仍然在我国农村地区存在[25,12]。本研究并没有发现留守女童与留守男童在两周患病方面及就诊方面与非留守儿童存在明显差异，说明留守儿童的性别，没有影响到日常健康需求的满足，甚至是门诊服务的保护性因素。但留守男童的年住院率高于非留守男童，而留守女童的年住院率低于非留守女童，提示出现需要住院服务等较严重的健康问题时，性别仍然可能是服务利用的阻碍因素。

儿童忽视（neglect）相关研究始于1962年，1977年WHO正式提出这一概念[13]，是国际上关于儿童伤害①（maltreatment）的四种类型之一[14]。目前我国在关于儿童忽视的研究中，发现医疗忽视是其中问题最少的一个方面，发生率为7.68%[22]。也有针对小学生的儿童忽视的研究发现，受到医疗忽视的比例在40%左右[15]。但是本研究的结果显示，相对于非留守儿童，留守儿童并没有遭受更严重的医疗忽视问题。

既往研究显示，留守儿童中存在相对较多的心理健康问题。本研究汇总留守儿童中没有报告存在各种精神疾病，但是可能是由于样本量的限制，也可能是由于农村家庭对低龄儿童的心理精神问题关注、发现不足，也可能是本研究对患病的定义导致某些心理情绪等精神健康问题无法得到体现。

---

① 儿童忽视是指严重或长期地忽视了对儿童基本需要的满足，以致危害或者损害了儿童的健康或发展，或在本来可以避免的情况下使儿童面对极大的威胁。儿童忽视通常包括6个方面，即身体忽视、社会忽视、情感忽视、教育忽视、安全忽视和医疗忽视[22]；也有的研究不包括其中的社会忽视[1]。

（三）留守男童遭遇安全忽视，并由此引发医疗服务需求

在关于儿童忽视的研究中，安全忽视是指儿童的生活和成长环境存在着明显的安全隐患，导致儿童发生不安全事故危及生命[16]。有研究认为，安全忽视是各种儿童忽视中最严重的[17]，特别是单亲家庭的安全忽视问题，不仅在各种儿童忽视中最严重，也是各种家庭照顾模式中问题最大的[18]。社会媒体对留守儿童各种危险行为造成的不安全事件也时有报道。

本研究显示，留守男童因为损伤中毒患病、就诊和住院的比例都相对较高，特别是父亲照顾模式成为留守男童安全相关健康问题的危险因素。由此可见，留守男童由于遭遇安全忽视问题，并由此导致相关的医疗卫生服务需求和服务利用。也提示公共卫生服务部门，应加强针对留守男童家长进行健康教育，防止儿童意外伤害事件的发生。

（四）经济条件和能力是留守儿童医疗服务利用的制约因素

本研究发现，家庭经济能力不足、家庭规模较小、照顾者数量较少等问题影响留守儿童的医疗服务利用，使得留守儿童不得不选择相对距离较近、费用水平相对较低、但是医疗服务质量也可能相对较低的基层医疗机构。

既往研究报告，经济状况是影响住院服务的首要因素[19]。本研究显示，留守儿童家庭经济状况堪忧，家庭一般生活条件相对较差，家庭消费层次相对较低，同时报告较高的人均卫生支出水平，提示可能存在家庭成员，如照顾者或监护者一般健康状况不佳的问题。尤其父母均外出的留守儿童家庭中，监护留守儿童的祖父母年龄较大，相应的卫生支出相对较高。儿童的医疗服务的地区差异很大程度上也是经济差异的结果和反映。

本研究显示，只有母亲外出打工的家庭人均收入最低、家庭支出结余最少，用于吃饭的支出比例最高。说明这样的家庭经济条件相对较

差。有研究认为，我国几千年来的传统思想和文化氛围强调父亲在“养家糊口”中的重要角色[20]，中国传统家庭关系中强调的是“男主外、女主内”的父母家庭角色关系。因此，母亲只身外出打工是家庭经济状况不佳情况下的无奈选择，是一种家庭内部迫不得已情况下的经济活动行为。经济状况的窘迫还提示家庭可能面临其他的问题，例如家庭中成年人的身体状况、教育水平，同样可能引发子女健康和医疗照顾方面的问题。家庭中的经济关系和社会角色关系如何相互作用，并最终是否会影响到留守儿童的家庭照顾、生长发育和医疗卫生状况？还需要进一步的研究。

（五）特殊的亲子关系对留守儿童的医疗卫生服务有潜在影响

家庭是对孩子最直接的社会支持，构成了孩子成长发育最基本的社会支持网络。但是，在父母一方或者双方缺位的情况下，特殊的家庭照顾模式影响留守儿童的医疗卫生需求。

在中国的传统文化中，母亲承担最核心的家庭照顾者角色，特别是对于低龄儿童。有研究显示，由母亲独自监护的留守儿童与非留守儿童的差异最小[21]。本研究显示，母亲照顾的留守儿童在各项医疗服务需要和利用指标上，与非留守儿童最接近。证明母亲在家庭中承担主要照顾者的角色，只要母亲在，留守儿童的医疗卫生服务的需求与利用没有明显影响。

有研究发现，我国农村家庭中，特别是对于0~6岁儿童，父亲的角色意识淡薄，养育的参与度差，父亲与女童的沟通和交流明显少于母亲，在教养中没有发挥应有的作用[22,23,24]。因此，父亲照顾下的留守儿童的医疗服务需要水平低，部分原因是父亲的家庭功能不足造成的，是父亲医疗忽视的结果。当父亲发现孩子患病，亦即孩子的疾病状态得到父亲的承认之后，正如一些关注留守儿童的报道都指出，留守儿童已经会用装病的方式吸引更多关注[25]。因此，留守儿童的医疗服务需要，如两周患病率等指标，可能不仅反映儿童疾病的客观需求，也暗含了儿童渴望关注、渴望建立和维护良好亲密关系的心理需求。

（六）隔代照顾会抬高儿童的医疗服务需求

研究者将留守儿童的监护方式分为隔代监护、上代监护和自我监护三种[26]，由于本次研究主要针对5岁以下的留守儿童，因此，隔代监护和上代监护是留守儿童的主要照顾形式，即使是父母单方面外出的留守儿童，也有超过半数主要由隔代老人监护照顾。

隔代照顾模式下的留守儿童医疗卫生服务问题与单亲照顾不同。有研究显示，祖父母的教养方式在不同年龄儿童上存在差异，随年龄增长，采取溺爱和专制型教养方式的祖父母减少，而开始更多采取忽视型的教养方式[27]。研究显示20%的3~6岁家长会对孩子有过度保护行为[28]。对于本研究涉及的5岁以下儿童，还处在被祖父母溺爱的阶段。表现在医疗卫生服务领域，是医疗卫生服务的过度利用，是隔代照顾对儿童存在过度保护的结果。

三、应对留守儿童的医疗卫生服务政策与策略

加强基本公共卫生服务是改善农村留守儿童医疗卫生服务的首要工作。除了产后访视环节，儿保是直接服务于婴幼儿生长发育的公共卫生服务项目，农村地区社区卫生服务加强妇保、儿保能力建设，强化相关服务的管理，及时发现留守儿童喂养和生长发育中存在的问题，避免发生远期健康损害。

加强留守儿童家庭成员的健康教育，突出针对婴幼儿、低龄儿童，传播科学喂养、生长发育、意外伤害、心理健康等方面的知识，加强就医引导和宣教，树立正确的就医理念，提供更方便的就医服务，为留守儿童家长提供更多的专业支持，避免留守儿童因为家庭结构中的某些缺失，造成生长发育过程中的遗憾或者缺失。

开展针对特定对象和特定问题的家庭教育，加强对儿童安全防护、避免意外伤害等问题的宣传教育；针对各地具体的安全隐患，开展安全教育和急救教育，同时，针对年轻父亲开展儿童养育的宣传教育，树立正确的家庭观念和育儿观念，改善父亲在家庭照顾角色中的缺位和不足。

加强农村地区，特别是人口流出大省农村地区的儿科服务能力建设，提高儿科医护人员的配置水平和技术水平、服务能力，应对大量留守儿童更多利用基层医疗服务的状况。

参考文献

[1] 韩秉志，常理. 全国二百万人返乡创业［N］. 经济日报，2015-03-01（3）.

[2] 商春荣，王曾惠. 农民工家庭式迁移的特征及其效应［J］. 南方农村，2014，1:55-60.

[3] 姜又春. 家庭社会资本与“留守儿童”养育的亲属网络——对湖南潭村的民族志调查［J］. 南方人口，2007，3:31-37.

[4] 周福林，段成荣. 留守儿童研究综述［J］. 人口学刊，2006，3:60-65.

[5] 康辉，赵娟，刘建中. 2007~2009 年我国农村留守儿童问题研究文献计量分析［J］. 现代农业科技，2010，3:395-397.

[6] 段成荣，杨舸. 我国农村留守儿童状况研究［J］. 人口研究，2008，3:15-25.

[7] 邬志辉，李静美. 农村留守儿童生存现状调查报告［J］. 中国农业大学学报（社会科学版），2015，1:65-74.

[8] 段成荣，周福林. 我国留守儿童状况研究［J］. 人口研究，2005，1:29-36.

[9] 李强. 关于“农民工”家庭模式问题的研究［J］. 浙江学刊，1996，1:77-81.

[10] 李佳樾（杨兰）. 农村留守儿童生存质量现状研究.

[11] 范辰辉. 半流动家庭父母亲职角色研究［D］. 华东理工大学，2014.

[12] 李珍连. 少数民族地区农民子女性别偏好研究［D］. 广西师范大学，2008.

[13] 潘建平，杨子尼，任旭红. 中国 3~6 岁城区儿童忽视常模的研制. 2003 (19) :33-36.

[14] 潘建平. 2007. 不能忽视对儿童的忽视. 中国全科医学，Vol 10 (1) :6-8.

[15] 霍婷婷，祝丽玲，周宪君. 佳木斯城区 6~11 岁小学生儿童忽视现况分析. 中国儿童保健杂志. 2015，23 (3) :310-312.

[16] 陈娜. 关于儿童忽视问题的研究. 现代养生，2015，(3) :257.

[17] 朱庆庆，花静，古桂雄. 独生子女家庭儿童忽视现状及影响因素研究. 中国儿童保健杂志，2014，22 (12) :1267-1270.

[18] 符勤怀，王宏，余虹，等. 广东省县级城市地区 3~6 岁儿童忽视现况调查. 中国妇幼保健，2014，29:4479-4482.

[19] 文博. 家庭因素对县级机构住院患者就医行为影响分析 [D]. 华中科技大学，2012.

[20] 韩婉姝. 兰州市学前儿童父亲父性意识调查研究 [D]. 西北师范大学，2012.

[21] 舒艳. 农村留守儿童社会化状况研究 [D]. 华中农业大学，2008.

[22] 赵亚霞. 基于人类发展生态学理论的白族农村地区 0~3 岁婴幼儿家庭教养研究 [D]. 云南师范大学，2006.

[23] 马辉. 农村女童家长教育行为研究 [D]. 东北师范大学，2012.

[24] 唐容. 婴幼儿家庭教育中父亲参与现状及家庭对策研究 [D]. 四川师范大学，2012.

[25] 吴治平. 留守的妇女 留守的孩子 [N]. 北京青年报，http://bjyouth.ynet.com/3.1/1304/19/7959960.html,2013.

[26] 李庆丰. 农村劳动力外出务工对“留守子女”发展的影响——来自湖南、河南、江西三地的调查报告 [J]. 上海教育科研，2002，9:25-28.

[27] 许岩，裴丽颖. 祖父母参与儿童教养的基本情况及其特点 [J]. 学前教育研究，2012，1:60-66.

[28] 王宏，静进，符勤怀，等. 3~6 岁儿童家长的儿童忽视相关知识、态度、行为现况调查. 中国全科医学，2012，15 (3A) :798-802.

下　篇

典型地区流动人口调查分析报告

报告三

北京市城市外来农村流动人口卫生服务调查研究报告

北京大学医学部公共卫生学院

吴　明　彭波丽　王洪源　崔政坤　陈　博　霍　滢　张皓驰

第一节　研究背景及研究目的

一、研究背景

我国农村人口向城市的流动始于20世纪80年代初，80年代中期流动人数有了明显增加，到90年代中后期呈现大规模的增加。据统计，80年代初，我国有农民工200多万，到2006年达到了1.2亿。根据国家统计局数据，截至2013年底，全国流动人口已达到2.45亿人，占全国总人口的18%，其中，农村居民占了绝大多数，以务工和经商为主，主要集中在轻工业、服装、餐饮、环境卫生、家庭服务、经商、建筑等行业或领域。

近年来，随着城市产业结构的转型、经济水平和社会服务水平的不断提高，城市中外来农村流动人口在数量、结构和特点等方面也发生了较大变化：平均年龄有所增加；掌握一定专业技能、接受过技能培训者的比例明显加大；就业结构发生变化，过去仅集中在建筑、家政等少数几个行业，逐步扩展到第二、三产业的上百种行业；平均收入呈上升趋势；从季节性短期流动逐步转变为常年性流动；农村流动人口外出的目的、价值观、在城市的心态、生活状况、消费意识和健康意识逐步发生改变；农村流动人口的医疗保障状况也在逐步得到改善，除了参加新农合外，部分城市将与用人单位建立劳动合同关系的流动人口纳入城镇职工基本医疗保险。

根据2010年“六普”数据，北京市流动人口主要来自河北、河南及山东三省，分别占22.13%、13.91%和8.49%，其次是安徽、黑龙江、湖北和四川。以务工经商为主，占73.9%，比2000年增加6.3个百分点，其次是家属随迁。主要聚集于第二产业和传统服务业，在第一、二、三次产业就业的流动人口比例分别为1.5%、27.5%和71.0%，批发和零售业、制造业以及建筑业分别占29.5%、17.7%及9.2%。76.10%的务工经商流动人口来自于农村地区。

流动人口特点的变化对该人群卫生服务利用产生什么影响？影响卫生服务利用的主要因素是否发了改变？需要追踪开展调查和研究，以了解流动人口卫生服务利用的变化趋势及其主要影响因素，尤其是近年来相关政策对流动人口卫生服务利用产生的影响。因此，本研究在描述2014年北京市农村外来流动人口健康状况、卫生服务利用及相关影响因素的基础上，基于2003年和2008年在北京市开展的相同调查资料①，分析自2003年以来该人群卫生服务利用和利用行为特点的变化情况及其原因，以寻求改善该人群卫生服务可及性的途径和手段，为制定相关政策提供依据。

① 2003年和2008年开展的国家卫生服务城市农村流动人口专题调查（以下简称2003年和2008年北京流动人口调查），在北京市以同样的抽样原则、抽样方式和调查方法开展城市外来农村流动人口健康状况及卫生服务利用调查。

二、研究目的

（一）描述北京市外来农村流动人口卫生服务利用状况及其主要影响因素。

（二）研究城市外来农村流动人口抗疾病风险能力的变化及其对医疗服务利用的影响。

（三）分析北京市外来农村流动人口医疗服务利用的变化趋势及其主要影响因素。

三、调查方法

（一）定量调查

1. 调查对象

（1）调查对象选择原则

1）户籍不在北京市的农业人口。

2）在北京市的居住时间不限，但不包括到北京市的目的是观光旅游、短期探亲访友、因公出差、读书或短期培训者。

3）包括有组织依托和无组织依托的农村流动人口。

（2）调查对象：包括被调查样本住户的全部家庭成员，或被调查者本人及其在样本地共同生活的家庭成员。调查时被调查家庭中不在北京的家庭成员，如果短期离开（通常不超过3个月），也纳入调查对象。

2. 抽样方法和样本量

本次调查遵循功能社区、生活社区样本量各半，尽可能与2008年城市外来农村流动人口调查地点和职业类型相近的原则选择调查现场。抽取北京市海淀区、朝阳区、西城区和昌平区等4个区的8个农村流动人口聚集的社区作为问卷调查的调查现场。采用方便抽样方法抽取符合调查对象选择原则的调查对象1646户。

3. 收集资料方法

采用问卷调查方法。由根据一定标准选择并经过严格培训的医学院校学生作为调查员，按照事先设计的调查问卷进行面对面询问调查。

4. 资料收集工具

询问调查采用《城市外来农村流动人口健康与卫生服务利用调查表》，包括个人健康及有关情况调查表、调查前两周病伤情况调查表、调查前一年住院情况调查表、妇幼卫生服务利用情况调查表和家庭一般情况及社会支持调查表。

（二）定性调查

1. 调查方法

采取一对一无结构深度访谈调查方法开展定性调查。

2. 调查对象

（1）选取北京市流动人口集中的社区 2 个，共有区卫计委管理者、社区卫生服务中心（站）管理人员、社区医生和公共卫生人员等 12 人。

（2）流动人口 8 人。

（3）医保管理者、医生 3 人。

3. 调查内容

（1）社区卫生机构人力资源配置情况、基本公共卫生服务资金配置情况、流动人口基本公共卫生服务提供情况、面临的困难、存在的问题和原因。

（2）流动人口异地就医和基本公共卫生服务利用状况、存在的困难和问题及其原因。

（3）异地就医结算现状、面临的挑战。

（三）定量调查现场基本情况

1. 海淀区四季青镇（生活社区）

位于海淀区西部，地处五环路内，是一个大型的生活社区。内部的东冉村、西冉村、南辛庄、常青园社区地下室住有大量外来流动人口，随着动物园批发市场的拆迁，大批“动批”业主及务工人员涌于此地居住。该社区的流动人口主要来自于河南，独居的较多，多从事建筑、修理、农贸、批发零售、废品回收等工作。

2. 海淀区西郊汽配城（功能社区）

位于海淀区四季青镇。该社区的流动人口多以家庭为单位居住在邻近社区（南辛庄、篱笆房、东冉村、西冉村），主要来自于广东、河北、河南，多从事个体经营或批发零售工作。

3. 海淀区世纪坛医院（功能社区）

位于北京西客站北侧，为三级甲等医院。被调查者主要是在医院工作的保安、电梯工和保洁人员等，其中保安、电梯工多为单身青年，保安以男性为主，电梯工均为女性；保洁人员大多为女性，已婚，年龄较大。

4. 海淀区学院路众高校及周边社区市场（功能社区）

位于北四环学院路附近。被调查人员主要为高校内食堂从事餐饮、保洁、保安及其他服务人员（小卖店、复印店、理发、自行车修理等）。

5. 牡丹园市场（功能社区）

位于海淀区牡丹园附近。被调查对象主要为服务员、临时工、个体小商户经营者、环卫人员等。没有明显的来源地。

6. 朝阳区沙子营村（生活社区）

位于朝阳区来广营北路，是一个流动人口集中的大型生活社区。村内多为隔断的平房和村民自建的2~3层小楼，分租给外地人。村内流动人口主要来自于四川、重庆、河南，以家庭为单位居住。从事建筑、运输等体力劳动者居多。

7. 西城区官园批发市场（功能社区）

位于西城区车公庄西，约有300家商户，主要经营各类布料、床上用品、服装、小商品等。该社区流动人口主要来自于浙江、湖南、安徽、广州，大部分是家庭共同经营店铺，业主整体经济水平较高，还有一些单身年轻雇工。

8. 昌平区生命科学园泰康二期（功能生活社区）

位于地铁昌平线生命科学园地铁站 3 公里处。为外地暂住人口劳动力集中区域，大约拥有 600 多工人，工地和临时住房同在一个大院，工人吃住均在工地。该社区流动人口大多来自黑龙江、江苏、河南、河北、安徽等地，以家庭为单位居住和独居者均有。

第二节　调查人群基本情况

一、调查人群的基本人口学特征

（一）调查范围和调查对象来源

本次共调查外来农村流动人口 1646 户，共 3775 人。其中功能社区的调查对象占 54.8%，生活社区的调查对象占 45.2%；52.7%的被调查户来自于海淀区，来自于朝阳区、西城区、丰台区的被调查户分别占 34.0%、8.5%和 4.8%（表 3-2-1）。

被调查者户籍所在地涉及我国 27 个省、自治区或直辖市，近三分之二（65.7%）的被调查者来自河北省（24.1%）、河南省（18.6%）、山东省（9.3%）、四川省（8.1%）和湖北省（5.7%）。

在北京累计居住时间小于 1 年的被调查者占调查人群的 11.1%，1 年以上但不到 5 年者占 28.2%，60.7%的被调查者在北京累计居住时间为 5 年及以上，其中在北京累计居住时间在 10 年及以上的人占被调查人群的 34.6%，与 2003 年和 2008 年北京流动人口调查结果相比，在北京累计居住时间明显延长（表 3-2-1）。

表 3-2-1　被调查者调查地点来源构成

区县	社区名称	社区类型	调查家庭		调查个人		户均人数
			数量	构成（%）	数量	构成（%）	
海淀	花园路	功能社区	323	19.6	679	18.0	2.1
	四季青汽配城	功能社区	222	13.5	498	13.2	2.2
	四季青常青社区	生活社区	174	10.6	424	11.2	2.4
	学院路	功能社区	109	6.6	214	5.7	2.0
	羊坊店	功能社区	120	7.3	175	4.6	1.5
朝阳	孙河乡沙子营村	生活社区	453	27.5	1284	34.0	2.8
西城	官园批发市场	功能社区	126	7.7	319	8.5	2.5
昌平	生命科技园	功能社区	119	7.2	182	4.8	1.5
合计			1646	100.0	3775	100.0	2.3

表 3-2-2　被调查者在北京累计居住时间构成（%）

年	2003 年	2008 年	2014 年
0~	24.5	25.9	11.1
1~	39.1	34.1	28.2
5~	23.4	24.2	26.1
10~	13.0	15.8	34.6
合计	100.0	100.0	100.0

（二）调查对象的人口学特征

在被调查者中，53.5%为男性；以 15~54 岁者为主（占 78.1%），65 岁及以上老年人仅占 1.2%，但高于 2008 年北京流动人口调查的 0.7%。在 15 岁及以上被调查者中，未婚者占 19.6%，明显低于 2003 年和 2008 年北京流动人口调查的 31.6%和 26.7%；学历以初中为主（占

45.2%），文盲（半文盲）率为4.7%（2003年和2008年北京流动人口调查：分别为6.5%和6.3%），高中占20%，大专以上占8.8%（2003年北京流动人口调查：分别为10.8%和1.1%；2008年北京流动人口调查：分别为14.2%和4.6%）（表3-2-3）。总体看，本次调查人群的文化程度明显高于2003年和2008年北京流动人口调查的调查群体。

（三）调查人群的就业和职业情况

15岁及以上被调查者在业（包括灵活就业）比例为85.8%，该数据明显高于城市一般人群，主要是由于城市外来农村流动人口中的老年人及上学者比例较低之故；失业和无业者分别占5.3%和5.6%，以女性为主（表3-2-4），其余为在校学生或离退休者（分别占1.5%和1.8%）。

表3-2-3 调查人群的人口学特征

分类	构成（%）	分类	构成（%）
性别		婚姻状况*	
男	53.5	未婚	19.5
女	46.5	在婚	78.5
		离婚、丧偶	2.0
年龄（岁）		文化程度*	
0~	16.0	不识字或识字少	4.7
15~	18.0	小学	16.2
25~	23.4	初中	45.2
35~	20.3	高中	20.0
45~	16.4	技校、中专	5.1
55~	4.7	大专	4.7
65~	1.2	大学及以上	4.1
合计	100.0	合计	100.0

注：*：15岁及以上人群。

表 3-2-4　失业/无业者人口学特征

分类		失业		无业	
		人数	构成（%）	人数	构成（%）
性别	男	44	25.88	43	23.89
	女	126	74.12	137	76.11
	合计	170	100.00	180	100.00

在业者以个体经营（29.97%）、在批发零售业（14.34%）、建筑业（11.63%）和住宿餐饮业（11.59%）等领域工作为主（表 3-2-5）。有单位者占在业人数的 70.1%，其单位以个体工商户为主（47.8%），其次是私营企业或公司（占 26.2%），分别有 10.8%和 10.2%的被调查者在机关事业单位以及国有企业或公司工作（表 3-2-6）。

表 3-2-5　调查人群的职业构成

职业类型	人数	构成比（%）	职业类型	人数	构成比（%）
个体经营	817	29.97	运输业	108	3.96
批发零售业	391	14.34	机关事业单位管理、办事等	75	2.75
建筑业	317	11.63	保安	74	2.71
住宿餐饮业	316	11.59	家政服务	51	1.87
修理业	120	4.40	制造业	48	1.76
环境卫生	117	4.29	其他	183	6.72
理发、美容等服务业	109	4.00	合计	2726	100.0

表 3-2-6 有工作单位者的工作单位性质构成

工作单位性质	人数	构成（%）
事业单位、机关	204	10.76
国有企业或公司	193	10.18
私营企业或公司	497	26.21
个体工商户	907	47.84
其他	47	2.48
说不清	48	2.53
合计	**1896**	**100.00**

61.4%的在业者每天工作时间超过 8 小时，每天工作时间超过 10 小时的比例达到 50.2%。46.6%的在业者每月休息时间少于 1 天，以个体经营、批发零售和保安的发生率最高，能够按照国家法定休息时间休息的比例仅为 13.4%（表 3-2-7）。

表 3-2-7 被调查者平均每天工作时间和每月休息时间构成情况

小时	平均每天工作时间（小时）		天	平均每月休息时间（天）	
	人数	构成（%）		人数	构成（%）
1～	128	4.74	0	1251	46.63
8	916	33.93	1～	74	2.76
>8～	300	11.11	2～	330	12.30
10～	671	24.85	4～	593	22.10
12～	565	20.93	6～	77	2.87
16～	120	4.44	8～	358	13.34
合计	**2700**	**100.00**	**合计**	**2683**	**100.00**

有工作单位的被调查者在目前单位的工作时间超过 5 年的比例为 35. 72%（2008 年北京流动人口调查为 24. 6%），但该比例因单位性质不同而不同，个体工商户比例最高，达到 47. 8%；其次是机关事业单位（占 31. 0%）；私企或公司的比例为 28. 3%；其余占比在 10%~20%（表 3-2-8）。

表 3-2-8　有工作单位被调查者在目前单位的持续工作时间构成（%）

工作时间（月）	机关事业单位	国企或公司	集体企业	私企或公司	外资或港澳台公司	个体工商户
0~	11. 94	24. 35	4. 17	8. 01	10. 53	4. 95
3~	9. 45	9. 84	8. 33	6. 57	5. 26	4. 28
6~	8. 96	8. 81	25. 00	9. 24	15. 79	6. 31
12~	11. 44	14. 51	12. 50	16. 43	21. 05	9. 91
24~	11. 94	12. 95	12. 50	12. 32	10. 53	10. 36
36~	16. 92	12. 44	16. 67	19. 92	26. 32	16. 78
60~	17. 41	10. 36	4. 17	17. 66	10. 53	27. 82
120~	7. 96	3. 63	12. 50	8. 42	0. 00	13. 51
180~	1. 99	2. 59	4. 17	0. 82	0. 00	4. 73
240~	1. 99	0. 52	0. 00	0. 62	0. 00	1. 35
合计	100. 00	100. 00	100. 00	100. 00	100. 00	100. 00

与单位或劳务公司签订劳动合同的比例仅为 37. 5%，其中未签订劳动合同比例最高的为个体工商户（84. 5%），其次为私企或公司（43. 7%），机关事业单位和国企或公司也分别有 23. 0%和 26. 4%的人没

有签订劳动合同，外资或港澳台公司比例最低，为 21.0%（表 3-2-9）。

表 3-2-9　有工作单位被调查者签订劳动合同情况构成（%）

是否签订劳动合同	机关事业单位	国企或公司	集体企业	私企或公司	外资或港澳台公司	个体工商户
否	23.04	26.42	33.33	43.66	21.05	84.51
与本单位签订	50.98	63.21	33.33	45.27	57.89	12.06
与劳务公司签订	22.55	5.18	20.83	4.02	10.53	2.88
不清楚	3.43	5.18	12.50	7.04	10.53	0.55
合计	**100.00**	**100.00**	**100.00**	**100.00**	**100.00**	**100.00**

二、调查人群的家庭经济状况

（一）家庭基本情况

调查发现，被调查家庭中一人在北京生活的户占 38.4%，夫妻二人在北京生活的户占 21.3%，两代和三代人在北京生活的户分别占 29.5% 和 8.6%（表 3-2-10）。本人及配偶同时在京者占在婚人数的 70.81%（2008 年北京流动人口调查：为 67.51%），流动人口在流入地的家庭化趋势明显。

被调查者户均在北京共同生活的人数为 2.3 人，高于 2003 年和 2008 年流动人口调查的户均 1.73 人和 1.72 人。其中来自生活社区被调查户的户均人数为 2.67 人，功能社区被调查户的户均人数为 2.03 人（表 3-2-1）。在北京共同生活的家庭人口数超过 4 人的比例占 7.5%，2003 年和 2008 年北京流动人口调查分别为 2.0% 和 1.8%。

30.05% 的被调查户有 1 个 15 岁以下孩子，分别有 15.58% 和 1.41%

的被调查户有 2 个和 3 个 15 岁以下孩子，还有 9 户（占 0.55%）和 1 户（占 0.06%）有 4 个和 5 个 15 岁以下孩子。在有 15 岁以下孩子的被调查户中，57.9%的户有至少 1 个孩子在北京，至少有 2 个孩子在北京的比例为 15.0%，至少有 3 个孩子在北京的比例为 0.01%。

表 3-2-10　被调查者家庭人口数和家庭结构构成

家庭人口数	家庭数	构成（%）	家庭结构	家庭数	构成（%）
1	632	38.4	一人	632	38.4
2	397	24.1	夫妻	351	21.3
3	314	19.1	两代	485	29.5
4	178	10.8	三代	141	8.6
5	125	7.5	其他	37	2.2
合计	1646	100.0		1646	100.0

（二）家庭收入情况

被调查家庭人均月收入为 3163 元，人均月生活支出为 1341 元。由于有 50.7%的家庭可以得到单位或雇主提供的不同程度的免费食宿，因而该平均收入和支出并非是实际水平，只是反映了流动人口获得的现金情况。按照是否能够从单位获得免费食宿分类统计结果表明，未获得任何免费食宿家庭的人均月收入为 3217 元，略高于调查人群人均收入；人均生活月支出为 1490 元，高于调查人群的人均支出（表 3-2-11）。从收入构成看，人均收入在北京市贫困线以下的比例为 0.67%，有 17%的被调查家庭人均月收入超过 5000 元。

被调查者家庭人均月食品支出为 594 元，占家庭收入的比重为

18.8%，其中，没有任何人获得免费食宿家庭的人均食品支出为664元，占家庭人均月收入的20.6%。家庭人均月医疗保健支出为73元，占家庭收入的比重为2.32%，其中有49%的家庭月人均医疗保健支出在10元以下。

被调查者家庭人均月收支结余为1822元，占人均月收入的57.6%。其中获得不同程度免费食宿的家庭人均月结余高于未获得免费食宿的家庭（表3-2-11）。一年内每月收大于支的家庭占81.0%，每月收支平衡的家庭占13.9%。仅有5.1%的家庭存在收不抵支的情况，其中半年及以上收大于支的家庭占3.8%（表3-2-14）。

表3-2-11　被调查者家庭人均收支情况

家庭免费吃住人数	免费吃住情况	家庭数	构成（%）	人均收入（元）	人均生活支出（元）	收支结余（元）	结余占收入比（%）
0	无免费吃住	738	49.30	3216.68	1489.82	1726.87	53.68
1	部分免费吃住	211	14.09	2881.77	1101.69	1780.08	61.77
	全免费吃住	364	24.32	3277.17	1173.74	2103.43	64.18
	小计	575	38.41	3102.25	1141.87	1960.38	63.19
2	部分免费吃住	65	4.34	2771.34	968.90	1802.44	65.04
	全免费吃住	72	4.81	3465.54	1220.90	2244.63	64.77
	小计	137	9.15	3131.67	1099.71	2031.96	64.88
3	部分免费吃住	14	0.94	2833.33	933.33	1900.00	67.06
	全免费吃住	10	0.67	3875.00	897.73	2977.27	76.83
	小计	24	1.60	3348.31	915.73	2432.58	72.65
	不清楚	23	1.54	1851.09	1202.17	648.91	35.06
	合计	1497	100.00	3163.16	1340.84	1822.32	57.61

表 3-2-12　被调查者家庭月人均收入、支出和收支结余构成

人均收入（元）	构成（%）	人均支出（元）	构成（%）	家庭人均收支结余（%）	构成（%）
0～	1.00	0～	9.95	0 以下	1.80
650～	1.47	500～	24.92	0	5.74
1000～	16.57	1000～	27.52	0～	5.48
2000～	31.00	1500～	13.29	500～	12.02
3000～	22.18	2000～	14.09	1000～	34.47
4000～	10.96	3000～	5.48	2000～	21.71
5000～	13.03	4000～	2.27	3000～	9.69
10000～	3.81	5000～	2.47	4000～	9.08
合计	100.00	合计	100.00	合计	100.00

表 3-2-13　被调查者月食品支出和医疗保健支出构成

食品支出（元）	构成（%）	医疗保健支出（元）	构成（%）
0～	21.51	0～	48.96
500～	17.43	10～	9.56
1000～	22.85	50～	10.96
1500～	10.49	100～	10.15
2000～	15.97	200～	10.55
3000～	7.62	500～	4.48
4000～	4.14	1000～	5.34
合计	100.00	合计	100.00

表 3-2-14 被调查家庭收支结余情况

收支结余状况	家庭数	构成（%）
每月收大于支	1318	81.0
每月收支平衡	226	13.9
偶尔两三个月支大于收	21	1.3
一年内约半年支大于收	16	1.0
大部分时间支大于收	16	1.0
月月支大于收	30	1.8
合计	1627	100.0

三、调查人群的医疗保障状况

（一）调查人群各类保险参保情况

总体看，调查人群医疗保险的参保率较高，达到 86.6%，但其他类型保险的参保率均不高，尤其是失业保险、生育保险、工伤保险，参保率均不到 20%，养老保险参保率也仅为 27.0%（表 3-2-15）。

（二）调查人群参加医疗保障情况

拥有新农合、城镇职工医保、城镇居民医保这三类国家基本医疗保险（以下称国家基本医保）至少其中一种的被调查者有 3152 人，参保率为 83.5%，有效参保率为 86.3%①；至少参加一种医疗保险的被调查者有 3270 人，参保率为 86.6%，有效参保率为 89.5%；没有任何医疗保险、看病需要自费的占 10.2%，有效未参保率为 10.5%，高于全国平均水平，其中在有单位的被调查者中，没有参加职工医保的占 84.4%，

① 3.2%的被调查者不清楚是否参加了医疗保险，如果除外这些被调查者，未参保率为 10.5%。

没有任何医保、自费看病的占9.3%。医保参保率有随年龄增加而提高的趋势，其中5岁以下儿童较低，尤其是0岁儿童的参保率不到50%（表3-2-17）。

对于各类医疗保险，参保率最高的是新农合，达到77.8%，其余类型的医疗保险参保率均较低，商业医疗保险和职工基本医疗保险参保率分别为12.8%和12.3%，城镇居民医保参保率仅为1.8%（表3-2-16）。总体看，医疗保险参保率有随在北京累计居住时间延长而提高的趋势，其中在北京居住时间超过20年及以上被调查者参合率最低，为71.3%（表3-2-18）。

不参加医保的原因基本相同，主要原因是身体好没必要、不知道该怎么参加、交不起保险费和不了解医保制度。对于有工作单位但未参加职工医保、也未参加其他保险者，43%的人未参保是因为身体好没有必要，也有相当比例的人是因为不知道该怎么参加、不了解医保制度和交不起保险费，也有5%的应参加职工医保者是因为单位不给购买（表3-2-19）。0岁儿童的参保率较低主要是因为没到年龄未参保，其余年龄段未参保的原因主要是身体好没必要、不了解制度和交不起保险费等。

与有医保者相比，无医保者年龄整体偏低，25岁以下者占比例更高。0岁组参保率最低，随着年龄增加参保率有上升趋势，但65岁组参保率明显降低（表3-2-20）。无医保者在业比例略低于有医保者，离退休和在校学生的参保率低于其他人群（表3-2-21）。

外商港澳台企业流动人口城镇职工医保的参保率最高，达到42.1%；其次为事业单位或机关，但仅为22.1%；国有企业或公司和个体工商户流动人口职工医保参保率均较低，分别为13.5%和5.3%（表3-2-23）。

与单位签订劳动合同者各类保险的参保率均高于与劳务公司签订合同者，更高于未签订劳动合同者。与单位签订合同者职工医保参保率相对较高，为 24.3%；而未签订合同者参保率最低，仅为 4.5%（表 3-2-22 和表 3-2-23）。

表 3-2-15　被调查者各类保险参保情况

保险类型	合计	参加		没参加		不清楚	
		人数	构成（%）	人数	构成（%）	人数	构成（%）
养老保险	3775	1020	27.0	2605	69.0	150	4.0
失业保险	2086	326	15.6	1658	79.5	102	4.9
生育保险	1915	307	16.0	1507	78.7	101	5.3
工伤保险	1956	389	19.9	1469	75.1	98	5.0
医疗保险	3774	3270	86.6	384	10.2	120	3.2

注：失业保险参保率分母为 15 岁及以上且在业有单位者及失业者；生育保险参保率分母为 15 岁及以上且在业有单位者；工伤保险参保率分母为 15 岁及以上且在业有单位者和退休者。

表 3-2-16　各类医疗保险参保情况

医保类型	合计	参加		没参加		不清楚	
		人数	构成（%）	人数	构成（%）	人数	构成（%）
新农合	3774	2938	77.8	688	18.2	148	3.9
城镇职工医保	1952	240	12.3	1607	82.3	105	5.4
城镇居民医保	1811	32	1.8	1727	95.4	52	2.9
商业医疗保险	3767	484	12.8	3143	83.4	140	3.7
其他医疗保险	3764	61	1.6	3554	94.5	148	3.9
医疗救助对象	3375	62	1.8	3228	95.6	85	2.5

注：职工医保参保率分母为年龄 15 岁及以上且在业有单位者和退休者；城镇居民医保参保率分母为除外应参加城镇职工医保者。

表 3-2-17　不同年龄被调查者医保参保率情况

年龄	调查人数	国家基本医保		医疗保险	
		人数	参保率（%）	人数	参保率（%）
0~	48	20	41.7	24	50.0
1~	236	163	69.1	181	76.7
5~	301	226	75.1	255	84.7
15~	664	531	80.0	546	82.2
25~	859	749	87.2	765	89.1
35~	749	655	87.4	670	89.5
45~	604	535	88.6	552	91.4
55~	181	166	91.7	168	92.8
65~	44	35	79.5	36	81.8
不详	89	72	80.9	73	82.0
合计	3775	3152	83.5	3270	86.6

表 3-2-18　调查人群在北京居住时间与各类医疗保险参保率（%）

居住时间（年）	新农合	城镇职工医保	城镇居民医保	商业医疗保险
0~	76.18	9.48	2.62	8.44
1~	77.69	6.20	0.83	6.80
2~	78.31	11.91	2.40	10.54
5~	78.29	13.47	1.96	14.75
10~	78.69	13.09	1.11	14.78
15~	80.39	9.15	0.68	17.04
20~	71.29	22.12	2.04	18.32
不清楚	78.43	11.86	2.33	7.84
合计	77.91	12.20	1.78	12.86

表 3-2-19 未参加医疗保险原因构成

未参保原因	所有被调查者（%）	城镇职工医保*（%）
身体好没必要	28.28	42.97
不知道该怎么参加	15.82	13.28
交不起保险费	12.79	8.59
不了解该制度	12.46	12.50
报销手续繁琐	5.05	2.34
报销比例太低	1.35	1.56
单位不给购买	0.00	5.47
其他	24.24	13.29
合计	**100.00**	**100.00**

注：*：因问卷设计仅询问未参加医保的原因，没有区分每类医保未参保原因，故本研究将有工作单位但未参加职工医保、也未参加其他保险者（共 175 人）作为职工医保未参保原因的统计对象。

表 3-2-20 有医保者和无医保者年龄构成

年龄	无医保		有医保		所有被访者*		参保率（%）
	人数	构成（%）	人数	构成（%）	人数	构成（%）	
0~	22	5.7	24	0.7	48	1.3	52.17
1~	46	12.0	181	5.5	236	6.3	79.74
5~	33	8.6	255	7.8	301	8.0	88.54
15~	79	20.6	546	16.7	664	17.6	87.36
25~	71	18.5	765	23.4	859	22.8	91.51
35~	70	18.2	670	20.5	749	19.8	90.54
45~	40	10.4	552	16.9	604	16.0	93.24
55~	10	2.6	168	5.1	181	4.8	94.38
65~	8	2.1	36	1.1	44	1.2	81.82
不详	5	1.3	73	2.2	89	2.4	93.59
合计	**384**	**100.0**	**3270**	**100.0**	**3775**	**100.0**	**89.49**

注：*：包括不清楚者。

表 3-2-21　有医保者和无医保者就业状况构成

就业状况	无医保		有医保		所有被访者*		参保率（%）
	人数	构成（%）	人数	构成（%）	人数	构成（%）	
在业	237	84.3	2393	85.5	2717	85.5	90.99
离退休	9	3.2	46	1.6	55	1.7	83.64
在校学生	6	2.1	49	1.7	57	1.8	89.09
失业	18	6.4	148	5.3	170	5.3	89.16
无业	11	3.9	166	5.9	180	5.7	93.79
合计	**281**	**100.0**	**2802**	**100.0**	**3179**	**100.0**	**90.89**

注：*：包括不清楚者。

表 3-2-22　签订和未签订劳动合同者各类保险参保率（%）

保险类型	与本单位签订合同者	与劳务公司签订合同者	未签订合同者
养老保险	50.08	41.82	22.70
失业保险	34.44	23.64	5.81
生育保险	32.45	21.82	5.99
工伤保险	41.10	25.45	7.15
城镇职工医疗保险	24.13	14.55	4.48
新农合	69.22	74.55	80.70

除新农合通常在户籍地参合外，城镇职工医疗保险、商业医疗保险的参保地以北京为主，在北京参保者占比分别为 80.4% 和 72.1%，而城镇居民医疗保险的参保地以户籍地为主。被调查人群存在重复参保的情

况，重复参保率为3.4%，以同时参加新农合和城镇职工医保为主，占重复参保者的79.6%。

表3-2-23 不同单位签订和未签订劳动合同者职工医保参保率（%）

单位性质	与单位签订合同	与劳务公司签订合同	未签订合同	合计
事业单位、机关	29.81	17.39	8.51	22.06
国有企业或公司	19.67	0.00	2.00	13.54
外商港澳台公司	54.55	0.00	0.00	42.11
私营企业或公司	28.00	25.00	6.45	16.90
个体工商户	12.84	11.54	4.07	5.32
其他	30.00	0.00	0.00	10.71
说不清	25.00	0.00	0.00	10.42
合计	**24.29**	**14.55**	**4.50**	**11.59**

注：*：32人因相关信息部分缺失未纳入统计，故与本文前述职工医保参保率存在差异。

（三）医保异地就医结算情况

9.8%的被调查人群因在北京参加医保，可以报销在北京的住院费用。42.7%的被调查参保者回答了如果在北京住院医保是否可以异地报销的问题，其中，可以办理异地就医结算者的比例仅为2.5%；66.9%的人虽然不能异地就医结算，但可以住院后回参保地报销；也有30.6%的人尽管参加了医保，但既不能异地就医结算，也不能回参保地报销住院医药费用（表3-2-24）。不能报销北京住院费用的被调查参保者中，92.7%为新农合参合者。

表 3-2-24　医保异地报销情况

使用情况	人数	构成（%）	有效构成（%）
能，可以办理异地就医结算	35	1. 1	2. 5
不能，但可以住院后回参保地报销	931	28. 5	66. 9
不能，且住院医药费用不能回参保地报销	427	13. 1	30. 6
小计	1393	42. 7	100. 0
能，北京的医保	321	9. 8	—
没在北京住过院	1214	37. 2	—
不清楚	338	10. 3	—
合计	**3266**	**100. 0**	**—**

四、调查人群的流动情况和社会融合状况

（一）流动情况

调查人群在京累计居住 5 年及以上者达到 60. 7%，有 34. 6%的人在北京累计居住时间超过了 10 年。在京不满 1 年者仅为 11. 1%（表 3-2-25）。反映相当比例的流动人口有长期在流入地居住的趋势。

被调查者离开家乡的主要原因是务工经商（占 57. 8%），其次是投奔亲属（占 15. 4%）和在流入地出生（占 9. 1%）。到北京的目的以可多挣钱或收入高为主（占 44. 1%），其次是与家人团聚（占 28. 9%）和更容易找到工作（占 9. 7%）。根据 2008 年国家卫生服务流动人口专题调查，到北京的目的主要是多挣钱或收入高（66. 89%）、与家人团聚（2. 24%）、容易找到工作（1. 80%），见世面、锻炼自己、事业发展分别占 6. 53%、4. 48%和 3. 89%。其中，与家人团聚的比例明显增加，从

另一个角度反映了流动人口在流入地的家庭化趋势。

表 3-2-25　在京居住累计时间构成情况

年	人数	平均居住时间（年）	构成（%）
0~	403	0.41	11.07
1~	251	1.26	6.89
2~	779	3.13	21.40
5~	949	6.76	26.06
10~	746	11.71	20.49
15~	311	16.49	8.54
20~	202	24.53	5.55
合计	3641	8.07	100.00

表 3-2-26　离开家乡的主要原因及到北京的目的

离开家乡原因	人数	构成（%）	到北京的目的	人数	构成（%）
务工经商	2165	57.8	多挣钱或收入高	1644	44.1
投亲	576	15.4	与家人团聚	1078	28.9
在流入地出生	339	9.1	更容易找到工作	361	9.7
增加收入	287	7.7	更有发展前途	148	4.0
学习	137	3.7	见世面、长本事	81	2.2
改善生活条件	84	2.2	生活条件更好	79	2.1
见世面、长本事	43	1.1	城市环境更好	68	1.8
其他	113	2.9	其他	266	7.2
合计	3744	100	合计	3725	100.0

（二）社会支持和社会融合情况

被调查者在北京平均有 13 个可以得到支持和帮助的关系密切的朋友，平均有 4 个朋友可以诉说心事，其中 27.3%的被调查者有 5 人及以上能够诉说心事的朋友；平均有 5 个朋友可以借 5000 元钱，其中 28.9%的被调查者可以向 5 人及以上的朋友借到 5000 元钱。

90.9%的被调查者完全能够听懂北京话，听懂一半或少部分以及完全听不懂的被调查者占仅占 2.8%，可以认为对于绝大多数被调查者来说，语言不通不会成为他们在北京生活、利用医疗服务的障碍。

54.9%的被调查者与北京人基本没有来往或来往很少，来往较多的仅占 24.8%。随着在北京居住时间的延长和收入水平的提高，与北京人的来往有增多趋势，但即使在北京累计居住 20 年以上的被调查者，与北京人来往较多的也仅占 46.1%，仍然有 34.8%的人基本不来往或来往较少；家庭人均收入超过 1 万元者与北京人来往较多的占 48.3%，35.0%的人基本不来往或来往较少。认为受到北京人歧视者占 26.8%，也有 50.7%的被调查者认为完全没有受到歧视。随着在北京居住时间的延长，认为受到北京人歧视的比例反而增加；随着收入水平的提高，认为受到北京人歧视的比例并没有太大改变。这在一定程度上反映社会融合程度并不一定随着在北京居住时间的延长以及收入水平的提高而升高（表 3-2-28-1、表 3-2-28-2 和表 3-2-28-3）。

被调查者对自己社会经济地位评分的平均分数为 42.2 分。大部分被调查者自评分数都很低，自评分在 60 分以下的占 75.6%，超过 80 分的占 6.7%，超过 90 分的仅占 2.1%（表 3-2-29）。与 2003 年和 2008 年北京流动人口调查结果相比，自评分数略有提高（2003 年为 35.84 分，2008 年为 39.6 分），自评分数在 60 分以下的比例有所降低，80 分以上的比例有所提高（2003 年 81%的被调查者的评分在 60 分以下，评分在 80 分及以上者仅占 4.35%；2008 年 75.1%的人自评分在 60 分以下，超过 80 分的占 9.0%）。

不同年龄的被调查者评分差别不大（表 3-2-30）。在北京累计居住时间长短对社会经济地位的自评分数高低影响不大，但存在随居住时间延长自评分数有降低趋势，居住时间超过 20 年者自评分数略低于居住时间短者。社会经济地位自评分数随着收入增加有提高的趋势，家庭人均收入低于 1000 元者自评分数仅为 34.3 分，而人均收入 5000 元组和 10000 元组，自评分数分别为 44.2 分和 50 分。但总体看，即使是收入较高的组，自评分数也不高（表 3-2-31）。

有 51.6%的被调查者选择回老家养老，有在北京养老打算的调查者只占所有调查对象的 5.8%，另有 28.9%的被调查者没有想过养老问题（表 3-2-32）。在北京累计居住时间不同的被调查者的选择存在差异，随着累计居住时间的延长，选择在北京养老的比例增加，尤其是累计居住时间在 20 年及以上者，有 22.3%的人选择在北京养老，比在北京居住时间 5 年以下者高 19 个百分点，但回老家养老的比例变化不大，仅比在北京居住时间 5 年以下者低 7 个百分点。

表 3-2-27　不同社区被调查对象各类朋友数量分布情况

人数	关系密切朋友数		人数	能诉说心事朋友数		能借 5000 元朋友数	
	人数	构成（%）		人数	构成（%）	人数	构成（%）
0	249	15.2	0	466	28.4	530	32.4
1~	398	24.2	1	147	9.0	126	7.7
5~	344	20.9	2	280	17.0	236	14.5
10~	345	21.0	3~	302	18.4	270	16.5
20~	223	13.6	5~	269	16.4	247	15.1
50~	84	5.1	10~	178	10.8	226	13.8
合计	1643	100.0	合计	1642	100.0	1635	100.0

表 3-2-28-1　被调查者社会融合情况

是否听懂北京话	构成（%）	与北京人来往	构成（%）	北京人的态度	构成（%）
完全能听懂	90.9	基本没有来往	17.8	非常歧视	3.4
听懂大部分	7.2	来往比较少	37.1	有些歧视	23.4
听懂一半	1.3	一般	20.4	完全没有歧视	50.7
听懂小部分	1.3	比较多	20.3	说不好	22.5
完全听不懂	0.2	非常多	4.5		

表 3-2-28-2　在北京不同累计居住时间被调查者社会融合情况

累计居住时间（年）	与北京人来往（%）					北京人的态度（%）			
	基本没有	比较少	一般	比较多	非常多	非常歧视	有些歧视	完全不歧视	说不好
0~	25.62	41.48	17.18	13.97	1.75	2.04	17.37	55.62	24.96
5~	15.56	39.80	24.23	17.35	3.06	5.36	26.53	46.17	21.94
10~	10.11	29.89	22.42	29.01	8.57	4.41	27.09	49.12	19.38
20~	6.74	28.09	19.10	34.83	11.24	1.12	37.08	43.82	17.98

表 3-2-28-3　在北京不同收入被调查者社会融合情况

家庭人均收入（元）	与北京人来往（%）					北京人的态度（%）			
	基本没有	比较少	一般	比较多	非常多	非常歧视	有些歧视	完全不歧视	说不好
0~	13.0	41.3	34.8	10.9	0.0	2.2	23.9	52.2	21.7
1000~	19.9	39.1	18.2	19.3	3.4	4.1	23.0	52.8	20.0
3000~	17.6	35.8	21.6	21.2	3.8	2.9	24.7	47.4	25.0
5000~	13.3	33.0	21.7	24.1	7.9	2.5	24.8	50.5	22.3
10000~	5.0	30.0	26.7	23.3	15.0	3.3	21.7	51.7	23.3

表 3-2-29 被调查者对社会经济地位自评分构成

评分	家庭数	构成（%）	评分	家庭数	构成（%）
0~	74	4.53	60~	204	12.48
10~	152	9.30	70~	84	5.14
20~	178	10.89	80~	76	4.65
30~	212	12.97	90~	22	1.35
40~	189	11.57	100~	12	0.73
50~	431	26.38	总计	1634	100.00

表 3-2-30 不同年龄被调查者社会经济地位自我评价分数构成（%）

分数	15 岁~	25 岁~	35 岁	45 岁~	55 岁~	65 岁*~	合计
0~	4.36	3.60	4.70	5.96	3.81	—	4.53
10~	10.90	8.78	9.40	8.46	9.52	—	9.30
20~	8.17	12.39	11.49	11.29	11.43	—	10.89
30~	12.81	13.74	12.53	13.48	9.52	18.18	12.97
40~	10.08	13.06	10.97	10.97	14.29	18.18	11.57
50~	31.06	26.35	24.80	22.88	27.62	27.27	26.38
60~	10.08	11.94	14.10	14.11	13.33	—	12.48
70~	6.54	4.50	4.96	4.39	3.81	18.18	5.14
80~	3.81	3.60	4.18	6.90	5.71	18.18	4.65
90~	1.91	1.13	1.57	1.25	—	—	1.35
100~	0.27	0.90	1.31	0.31	0.95	—	0.73
合计	100.00	100.00	100.00	100.00	100.00	100.00	100.00
平均分	42.53	41.56	42.32	42.06	42.38	54.09	42.17

注：*：65 岁组样本量仅有 11 人；“—”表示样本量为 0。

表 3-2-31　在北京不同累计居住时间和不同收入组被调查者对社会经济地位的自评分数

在北京累计居住时间（年）	自评分数	收入（元）	自评分数
0~	42.1	0~	34.3
5~	43.9	1000~	41.8
10~	41.0	3000~	42.9
20~	41.8	5000~	44.2
		10000~	50.0
合计	42.2	合计	42.2

表 3-2-32　在北京不同累计居住时间被调查者养老地点选择构成（%）

累计居住时间（年）	在北京	回老家	其他地方	不确定	没想过
0~	3.07	50.52	0.70	12.07	33.64
5~	3.69	50.37	0.53	15.91	29.50
10~	8.33	55.53	0.57	12.02	23.56
20~	22.28	43.56	0.50	13.37	20.30
合计	5.82	51.55	0.60	13.13	28.89

第三节　调查人群的健康状况与卫生服务利用状况

一、被调查者健康状况

77.8%的被调查者自评健康均较好，自评健康差和很差者仅占

4.0%。与一年前相比自评健康状况很好和好的被调查者占81.4%，认为健康状况比一年变差者的比例仅为0.9%。即使是老年人，自评健康差的比例也不高。被调查人群自评健康得分的平均分为81.1分，随年龄增加自评健康的分降低，其中，年轻人自评健康得分在90分以上的比例明显较高，且随年龄增加该比例呈明显降低。总体看，被调查人群是一个自感健康状况较好的人群（表3-3-1和表3-3-2）。

调查人群高血压和糖尿病的自报患病率分别为4.1%和1%，明显低于一般人群，其中老年人两种慢性病的患病率也明显低于一般人群。调查对象按患病次数计算的两周患病率为9.4%，女性（10.8%）略高于男性（9.4%），明显低于一般人群。患病率最高的分别为0岁组、1岁组和65岁组（表3-3-3）。两周患病以急性病为主，上呼吸道感染占53.6%，远高于其他疾病。此外，胃肠炎占6.1%，损伤和中毒占5.6%（表3-3-4）。在一定程度上反映了该人群是一个相对健康的人群。

表3-3-1　不同年龄被调查者对健康状况的总体评价构成（%）

年龄	自评健康状况					与一年前相比的自评健康状况				
	很好	好	一般	差	很差	很好	好	一般	差	很差
15~	43.1	35.5	19.3	1.6	0.5	15.9	73.4	10.4	0.3	0.0
25~	38.6	31.4	28.1	1.3	0.6	9.3	73.6	16.0	0.8	0.2
35~	34.5	29.3	32.3	2.9	1.0	6.4	74.8	18.6	0.2	0.0
45~	32.3	29.4	30.3	6.9	1.1	7.7	64.3	26.6	1.4	0.0
55~	25.0	34.8	33.0	6.3	0.9	10.7	67.0	19.6	2.7	0.0
65~	7.7	23.1	69.2	0.0	0.0	0.0	76.9	23.1	0.0	0.0
合计	36.2	31.6	28.2	3.2	0.8	9.8	71.6	17.8	0.8	0.1

表 3-3-2　不同年龄被调查者健康状况自我评价分数构成（%）

分数	15 岁～	25 岁～	35 岁～	45 岁～	55 岁～	65 岁～	合计
10～	0. 26	—	0. 24	0. 28	—	—	0. 17
20～	0. 26	—	0. 24	0. 57	1. 79	—	0. 34
30～	—	0. 21	0. 24	0. 57	—	—	0. 23
40～	1. 04	0. 63	0. 98	0. 85	0. 89	—	0. 85
50～	2. 61	5. 68	4. 16	7. 67	11. 61	7. 69	5. 39
60～	4. 70	6. 32	7. 09	10. 23	11. 61	15. 38	7. 27
70～	12. 27	14. 95	15. 65	14. 20	17. 86	30. 77	14. 76
80～	28. 72	26. 11	27. 14	31. 82	23. 21	15. 38	27. 94
90～	50. 13	46. 11	44. 25	33. 81	33. 04	30. 77	43. 04
合计	100. 00	100. 00	100. 00	100. 00	100. 00	100. 00	100. 00
平均分	83. 77	81. 88	81. 58	78. 47	75. 86	77. 31	81. 09

注：“—”表示样本量为 0。

表 3-3-3　不同年龄被调查者自报高血压和糖尿病患病率及两周患病率

年龄（岁）	自报高血压患病率（%）	自报糖尿病患病率（%）	两周患病率*（%）		
			男	女	合计
0～	—	—	20. 0	11. 1	16. 7
1～	—	—	13. 0	19. 2	15. 7
5～	—	—	5. 2	5. 5	5. 3
15～	0. 3	0. 0	10. 7	9. 7	10. 2
25～	0. 9	0. 2	9. 4	9. 8	9. 5
35～	3. 4	0. 8	7. 7	10. 0	8. 8
45～	10. 5	3. 0	8. 9	14. 0	11. 3
55～	20. 4	4. 4	14. 4	13. 0	13. 8
65～	27. 3	6. 8	9. 5	21. 7	15. 9
合计	4. 1	1. 0	9. 4	10. 8	10. 0

注：*：按患病次数计算。

表 3-3-4　被调查者两周患病病种频数分布

疾病名称	两周患病率（%）	构成（%）
急性鼻咽炎（普通感冒）	4.90	49.07
急、慢性胃肠炎	0.61	6.10
高血压病	0.45	4.51
急性咽喉、扁桃体和气管等上呼吸道感染	0.45	4.51
其他损伤和中毒	0.29	2.92
牙齿疾患、其他口腔或唾液腺及颌疾病	0.26	2.65
其他内分泌、营养、代谢和免疫疾病	0.21	2.12
其他运动系病	0.21	2.12
糖尿病	0.19	1.86
其他原因	0.19	1.86
其他女性生殖器官疾病	0.34	1.59
脱位、扭伤和劳损	0.16	1.59
开放性创伤和血管损伤	0.11	1.06

二、门诊服务利用和医疗费用情况

（一）患病时就诊情况

38.22%的被调查者在北京感觉身体不适或患病时选择去医疗机构就诊，但有54.57%的被调查者选择自己采取治疗措施，还有7.21%的被调查者不采取任何措施。不去医疗机构就诊的主要原因是自感病轻（占63.68%），其次是认为医疗费用高、经济困难或收费不合理（占19.84%），认为看病手续繁琐和没有时间者分别占7.02%和3.36%。

在北京感觉身体不适或患病时选择到医疗机构就诊者，经常选择的机构为医院（占52.38%），其次为私人诊所（占29.06%），选择到除私人诊所之外的基层卫生机构就诊者占 18. 56%。选择医院的主要原因技术水平高、效果好以及距离近；选择社区卫生服务机构的主要原因是距离近、服务和收费合理；选择私人诊所的主要原因是距离近、服务收费合理以及手续简便不用排队（表 3-3-5）。

表 3-3-5　被调查者选择就诊机构的原因构成（%）

原因	私人诊所	社区卫生机构	医院	合计构成
距离近或容易到达	45. 76	55. 75	26. 33	37. 44
服务与收费合理	25. 99	14. 16	0. 31	10. 34
手续简便或不排队	13. 56	4. 42	0. 31	4. 93
病情需要	9. 60	5. 31	3. 13	5. 42
技术水平高或效果好	1. 69	9. 73	59. 56	33. 50
有熟人	1. 69	0. 00	0. 31	0. 66
有自己喜欢信任的医生	0. 56	5. 31	1. 88	2. 13
合同或定点单位或能报销	0. 00	3. 54	4. 39	2. 96
其他	1. 12	1. 76	3. 75	2. 63
合计	100. 00	100. 00	100. 00	100. 00

（二）两周患病门诊服务利用情况

两周内患病者中，有 44. 15%（166 人）的人选择了就诊，按两周就诊人数计算的两周就诊率为 4. 50%，按照就诊人次计算的两周就诊率为 6. 75%（2013 年国家卫生服务调查为 13%，2003 年和 2008 年北京流动人口调查分别为 4. 43%和 3. 19%）。其中 47. 88%的就诊者在患病当天就诊，76. 5%的就诊者从出现症状到就诊不超过 2 天。因病就诊超过两次的患病者占 15. 16%。

55.69%的人第一次选择就诊地点为医院，30.54%的被调查者选择到私人诊所就诊（表3-3-6），高于2003年北京流动人口调查的12.0%，略高于2008年北京流动人口调查的29.73%。

两周患病未采取措施者的比例为0.8%，采取自我医疗的比例为55.76%，其中92.62%的人使用了药物，69.65%药物是两周内购买。因为经济困难或医疗费用高不去医疗机构就诊的比例为10.4%。

表3-3-6　被调查者两周患病第一次就诊医疗机构

第一次就诊医疗机构	人数	占比（%）
私人诊所	51	30.54
社区卫生服务中心、站等基层卫生机构	23	13.77
医院	93	55.69
合计	**167**	**100.00**

（三）门诊医疗费用情况

两周就诊次均医疗费用为467.87元，其中每次就诊医疗费用在100元以下者占22%，500元及以上者占28.66%（表3-3-7）。自己支付的次均费用为446.73元，95.48%医疗费用需要自付。为该病就诊花费的交通等其他相关次均费用为45.70元。自我医疗两周购买药物的花费平均为80.67元。

（四）对就诊医疗机构的评价

对医疗机构的总体评价满意者占49.68%，不满意者占11.32%，其中，对私人诊所总体满意的比例最低（46.0%），对基层卫生机构总体满意的比例最高（52.2%）；对医院总体不满意的比例最高（12.9%），对基层卫生机构总体不满意的比例最低（8.7%）（表3-3-8-2）。

表 3-3-7　两周内就诊医疗费用构成

医疗费（元）	每次医疗费用		每次自付医疗费用	
	人数	构成比（%）	人数	构成比（%）
1~	33	22.00	36	24.33
100~	31	20.67	33	22.30
200~	21	14.00	20	13.51
300~	22	14.67	18	12.16
500~	20	13.33	20	13.51
1000~	11	7.33	9	6.08
2000~	12	8.00	12	8.11
合计	150	100.00	148	100.00

对于在私人诊所就诊者，86%的人认为在私人诊所就诊所花时间短，对医务人员的信任程度高和认为医护人员倾听述说病情认真程度高的比例分别为64.0%和61.2%，对医务人员解释问题态度和解释治疗方案清晰度的评价也比较高，40%的人认为此次就诊花费不贵，但也有42%的人认为花费较贵。此外，对就诊机构环境评价不高。

对于在医院的就诊者，对医务人员的信任程度高和认为医护人员倾听述说病情认真程度高的比例分别为78.6%和78.3%，对医务人员解释问题态度、解释治疗方案清晰度和就诊机构环境评价也较高，但对就医时间和费用评价不高，仅有31.8%的人认为就医时间较短，认为就医时间较长的占46.6%，认为就医花费较贵的占62.8%。

在社区卫生服务中心等基层卫生机构就诊的患者的评价大多介于私人诊所和医院之间，但其中认为就诊费用较贵的比例为34.8%，是三类机构中最低的（表3-3-8-1）。

表 3-3-8-1 就诊者对就诊医疗机构的评价构成（%）

机构分类	很好（短、信任）	好（短、信任）	一般	差（长、不信任）	很差（长、不信任）
私人诊所					
就诊所花时间长短	56.00	30.00	10.00	2.00	2.00
就诊机构环境	7.84	15.69	58.82	17.65	0.00
医护人员解释问题态度	8.00	46.00	44.00	2.00	0.00
医护人员解释治疗方案的清晰度	9.52	38.10	50.00	2.38	0.00
医护人员倾听述说病情的认真程度	24.49	36.73	38.78	0.00	0.00
对医务人员的信任程度	22.00	42.00	24.00	12.00	0.00
社区卫生服务中心、站等基层卫生机构					
就诊所花时间长短	30.43	39.13	21.74	8.70	0.00
就诊机构环境	8.70	47.83	43.48	0.00	0.00
医护人员解释问题态度	17.39	47.83	34.78	0.00	0.00
医护人员解释治疗方案的清晰度	21.74	43.48	34.78	0.00	0.00
医护人员倾听述说病情的认真程度	26.09	34.78	39.13	0.00	0.00
对医务人员的信任程度	17.39	60.87	17.39	4.35	0.00
医院					
就诊所花时间长短	10.23	21.59	21.59	22.73	23.86
就诊机构环境	17.24	40.23	40.23	2.30	0.00
医护人员解释问题态度	27.06	36.47	28.24	3.53	4.71
医护人员解释治疗方案的清晰度	23.08	44.87	25.64	1.28	5.13
医护人员倾听述说病情的认真程度	33.73	44.58	16.87	1.20	3.61
对医务人员的信任程度	30.95	47.62	15.48	5.95	0.00

表 3-3-8-2　就诊者对就诊医疗机构的评价构成（%）

机构分类	完全理解（不贵、满意）	理解部分（一般）	完全不理解（贵、不满意）
私人诊所			
由于语言无法理解医护人员的解释	70.83	29.17	0.00
此次就诊花费	40.00	18.00	42.00
总体满意度	46.00	44.00	10.00
社区卫生服务中心、站等基层卫生机构			
由于语言无法理解医护人员的解释	81.82	18.18	0.00
此次就诊花费	34.78	30.43	34.78
总体满意度	52.17	39.13	8.70
医院			
由于语言无法理解医护人员的解释	85.54	13.25	1.20
此次就诊花费	12.79	24.42	62.79
总体满意度	51.76	35.29	12.94

三、住院服务利用和医疗费用情况

（一）住院服务利用情况

过去一年中，有 3.2%的被调查者住过院，按住院人次计算的住院率为 3.79%（2003 年和 2008 年北京流动人口调查住院率分别为 1.18%和 2.89%）。住院原因以疾病住院为主，占 59.7%；其次为住院分娩，占 29.1%；7.6%是因损伤中毒住院。过去一年中住院率最高的为妊娠、分娩病及产褥期并发症，构成比为 31.3%；其次为呼吸系统疾病，构成比为 13.7%；第三位为消化系统疾病，构成比为 10.7%（表 3-3-9）。

61.19%的住院者是在北京住院，36.57%是在户籍所在地住院。在北京住院患者中 96.3% 住院机构为医院；在户籍所在地住院患者中 59.2%在城市医院住院，32.6%的患者选择在县级医院住院，仅有 8.1%的患者选择在乡镇卫生院或社区卫生服务中心住院（表 3-3-10）。

有 78.79%的住院者出院原因是病愈医生要求出院，有 18.18%是自己要求出院，其中近一半（45.83%）的人自己要求出院的原因是自认为病愈，另外有 25.0%的人因经济困难和花费太多而自己要求出院。2003 年和 2008 年北京流动人口调查自己要求出的比例分别为 29%和 23.3%，其中因经济困难和住院费用太高者的比例分别为 78%和 48.5%。

应住院而未住院的比例为 17.8%（2003 年和 2008 年北京流动人口调查为 29.5%和 24.4%），未住院的主要原因是经济困难（占 61.5%）和医疗费用太高（占 30.8%）（2003 年和 2008 年北京流动人口调查因经济困难和费用太高未住院的比例分别为 92.3%和 65.4%）。

表 3-3-9 住院疾病构成

疾病系统名称	构成比（%）	疾病系统名称	构成比（%）
妊娠、分娩、产褥期疾病	31.3	损伤与中毒	7.6
呼吸系统疾病	13.7	症状体征异常	5.3
消化系统疾病	10.7	肌肉骨骼结缔组织病	3.8
泌尿生殖疾病	9.2	内分泌、营养、代谢病	3.0
循环系统疾病	8.4	眼和附器病	2.3

表 3-3-10　被调查者住院医疗机构构成（%）

医疗机构	北京		户籍所在地		其他地区	
	人数	构成	人数	构成	人数	构成
卫生院	0	0.00	3	6.12	0	0.00
社区卫生服务中心	1	1.22	1	2.04	0	0.00
县级医院	1	1.22	16	32.65	1	33.33
医院	79	96.34	29	59.18	2	66.67
其他	1	1.22	0	0.00	0	0.00
合计	82	100.00	49	100.00	3	100.00

（二）住院医疗费用

次均住院医疗费为 13489.5 元（2008 年北京流动人口调查为 4700 元），中位数为 7000 元，住院费用在 5000 元以下者占 32.8%，超过 2 万元的占 18.3%（表 3-3-11）。自己支付次均住院费用为 9869.0 元，占次均住院费用的 74.95%。本次住院所花费的车旅、住宿、伙食、陪护等其他费用的均数为 1633 元，中位数为 1000 元。住院者中 64 例有报销或费用减免，实际补偿比为 43.1%（2008 年北京流动人口调查为 29.0%）。职工医保住院实际补偿比最高，达到 53.2%，其中有报销或减免者补偿比达到 73.1%，其次为新农合，实际补偿比为 23.3%，其中有报销或减免者补偿比达到 40.7%。居民医保的补偿比较低，实际补偿比仅为 13.6%，其中有报销或减免者补偿比为 22.9%（表 3-3-12）。

在北京医院住院者的次均费用明显高于在户籍地住院者，前者是后者的 3.7 倍；前者的日均费用为 2096.6 元也明显高于后者（501.5 元），前者是后者的4.2倍。在户籍地住院的实际补偿比为40.7%，高于在北京住院者（22.6%），其中，有报销者在北京住院的实际补偿比比在户籍地住院低10个百分点。医院的分析结果也呈此规律，只是户籍地医院住院的补偿比略低（表3-3-13）。

表3-3-11　住院费用和自付费用构成（%）

住院费（元）	本次住院费用构成	自己支付住院费用构成
1~	0.00	1.60
500~	2.29	7.20
1000~	6.87	8.80
2000~	23.66	28.00
5000~	29.01	24.80
10000~	19.85	17.60
20000~	10.69	4.80
50000~	6.11	1.60
100000~	1.53	5.60
合计	100.00	100.00

表3-3-12　参保人住院费用实际补偿比

指　　标	职工医保	居民医保	新农合
参保人实际补偿比（%）	53.17	13.57	23.26
报销或减免者实际补偿比（%）	73.07	22.92	40.69

表 3-3-13　不同住院地点医院平均住院日、次均费用和补偿比

住院地点	平均住院日（天）		次均住院费用（元）		实际补偿比（%）	
	住院者	住院报销者	住院者	住院报销者	住院者	住院报销者
医疗机构						
北京	8.8	11.1	18450.00	28488.89	22.58	41.16
户籍地	9.7	8.8	4864.89	5082.35	40.70	51.56
医院						
北京	8.7	10.7	18673.97	28430.77	22.49	41.48
户籍地	7.6	7.6	5596.15	5730.00	37.53	47.64

（三）对住院医疗机构的评价

对住院医疗机构医护人员解释问题的态度、解释治疗方案的清晰度、倾听述说病情的认真程度以及对医务人员的信任程度的评价均比较高，评价不高的占比均低于5%。语言不成为流动人口利用住院服务的障碍。对就诊住院花费认为贵的占53.38%。但总体看，对住院医疗机构满意的占53.44%，认为不满意的仅占6.87%（表3-3-14-1和表3-3-14-2）。不满意的主要原因主要与医疗费用有关，认为医疗费用高、收费不合理和提供不必要服务（包括药品和检查）的分别占50.0%、12.5%和12.5%。

与北京的住院患者相比，在户籍地住院患者对病房环境、医护人员解释问题的态度、解释治疗方案的清晰程度评价更高，但对医务人员倾听述说病情的认真程度和对医务人员的信任程度相对较低。在北京住院者认为医疗费用贵的比例达到67.1%只有8.9%的认为不贵，而在户籍

地住院患者相应的比例分别为 35. 7%和 25. 0%。总体上，户籍地住院患者对住院医院满意的占 67. 9%，没有认为不满意的，而在北京的住院患者对住院医院满意的占 50. 6%，认为不满意的占 10. 4%（表 3-3-15-1 和表 3-3-15-2）。不满意的原因主要是认为医疗费用高、收费不合理和提供不必要服务。

表 3-3-14-1 住院者对就诊医疗机构的评价构成（%）

指　标	很好（短、信任）	好（短、信任）	一般	差（长、不信任）	很差（长、不信任）
病房环境	15. 63	39. 06	36. 72	3. 91	4. 69
医护人员解释问题态度	20. 61	49. 62	25. 95	2. 29	1. 53
医护人员解释治疗方案的清晰度	28. 57	48. 41	20. 63	1. 59	0. 79
医护人员倾听述说病情的认真程度	27. 48	42. 75	25. 95	2. 29	1. 53
对医务人员的信任程度	28. 24	46. 56	20. 61	3. 05	1. 53

表 3-3-14-2 住院者对就诊医疗机构的评价构成（%）

指　标	完全理解（不贵、满意）	理解部分（一般）	完全不理解（贵、不满意）
由于语言无法理解医护人员的解释	88. 98	11. 02	0. 00
此次就诊花费	17. 29	29. 32	53. 38
总体满意度	53. 44	39. 69	6. 87

表 3-3-15-1　住院者对不同住院地点医院*的评价构成（%）

指　标	很好（短、信任）	好（短、信任）	一般	差（长、不信任）	很差（长、不信任）
北京					
病房环境	13.70	43.84	38.36	2.74	1.37
医护人员解释问题态度	18.42	50.00	26.32	3.95	1.32
医护人员解释治疗方案清晰度	25.00	52.78	18.06	2.78	1.39
医护人员倾听述说病情认真程度	23.68	50.00	19.74	3.95	2.63
对医务人员的信任程度	31.58	46.05	15.79	3.95	2.63
户籍地					
病房环境	31.03	41.38	24.14	0.00	3.45
医护人员解释问题态度	27.59	58.62	13.79	0.00	0.00
医护人员解释治疗方案清晰度	44.83	41.38	13.79	0.00	0.00
医护人员倾听述说病情认真程度	18.97	20.69	10.34	50.00	0.00
对医务人员的信任程度	13.79	25.86	8.62	1.72	50.00

注：＊：不包括县医院。

表 3-3-15-2 住院者对不同住院地点医院* 的评价构成（%）

指 标	完全理解（不贵、满意）	理解部分（一般）	完全不理解（贵、不满意）
北京			
由于语言无法理解医护人员的解释	82.89	11.84	5.26
此次就诊花费	8.86	24.05	67.09
总体满意度	50.65	38.96	10.39
户籍地			
由于语言无法理解医护人员的解释	93.10	6.90	0.00
此次就诊花费	25.00	39.29	35.71
总体满意度	67.86	32.14	0.00

*：不包括县医院。

四、被调查者返乡就医情况

有 5.43%被调查对象在过去一年中有过返乡就医经历，其中，有过一次返乡就医经历者占 70.0%，有过两次返乡就医经历者占 21.3%，三次及以上的返乡就医者占 8.6%。

在最近一次返乡就医者中，有 68.6%是返乡时顺便就医，只有 31.4%是特意返乡就医。特意返乡就医的主要原因是城市医疗费太高、在城市看病无法报销以及支付不起城市医院费用（表 3-3-16）。

76.0%的最近一次返乡就医者利用了门诊服务，16.0%利用了住院服务，分娩者占 7.4%。与顺便返乡就医着相比，特意返乡就医利用住院服务和分娩服务的比例更高（表 3-3-17）；主要利用的是医院服务，其中，特意返乡就医者利用医院服务的比例高于顺便返乡就医者（表 3-3-18）。

从住院医疗费用来看，尽管可能存在住院病种、病情严重程度的不同的影响，但返乡就医者的次均住院费用明显低于被调查人群在北京住院的次均费用，其中特意返乡住院者的次均住院费用明显高于顺便返乡者，前者是后者的一倍，但也明显低于在北京的次均住院费用。返乡住院分娩次均费用为5382元，其中乡镇卫生院仅为1400元，低于调查人群在北京住院分娩次均费用（为7181元）。

返乡住院者中有70%的人报销了住院费用，其中以新农合报销为主（只有一人是参加的职工医保）。从实际补偿水平看，有医保报销或减免者实际补偿比达到了59.4%，其中特意返乡就医者的补偿达到了64%，明显高于在城市住院者（表3-3-19）。在返乡住院分娩者中有82%获得了医保的报销或减免，实际补偿比为45.5%，与在北京住院分娩的实际补偿比（48.2%）相差不大。

表3-3-16 调查人群最近一次返乡就医原因构成（%）

返乡就医原因	特意返乡			顺便返乡		
	门诊	住院	分娩	门诊	住院	分娩
探亲或农忙顺便看病	0.0	0.0	0.0	83.0	62.5	0.0
城市医疗费太高	71.9	43.8	50.0	10.0	25.0	0.0
在城市看病无法报销	9.4	18.8	0.0	1.0	12.5	0.0
无钱支付城市医院费用	6.2	6.2	0.0	2.0	0.0	0.0
在城市看病报销比例低	0.0	6.2	0.0	3.0	0.0	0.0
在城市没有人照顾	3.1	12.5	0.0	0.0	0.0	0.0
城市医院看病手续繁琐	3.1	0.0	0.0	0.0	0.0	0.0
其他	6.3	12.5	50.0	1.0	0.0	0.0
合计	100.0	100.0	100.0	100.0	100.0	0.0

总体看，返乡就医，尤其是住院的医疗费用明显比北京低，且补偿比明显较高，而返乡就医的主要原因又是与城市医疗费用高、不能报销或报销比例低等。这在一定程度上解释了为什么相当比例的流动人口要返乡就医。

表 3-3-17　调查人群最近一次返乡就医服务利用情况

返乡利用服务	特意返乡		顺便返乡	
	人数	构成（%）	人数	构成（%）
门诊	33	60.0	100	83.3
住院	15	27.3	13	10.8
分娩	6	10.9	7	5.8
其他	1	1.8	0	0.0
合计	55	100.0	120	100.0

表 3-3-18　调查人群最近一次返乡就医服务利用类型构成（%）

就诊地点	特意返乡			顺便返乡		
	门诊	住院	分娩	门诊	住院	分娩
私人诊所	25.0	0.0	0.0	22.0	0.0	0.0
基层卫生机构*	12.5	12.5	16.7	18.0	7.7	14.3
医院	62.5	81.5	83.3	60.0	92.3	85.7
合计	100.0	100.0	100.0	100.0	100.0	100.0

注：*：包括除私人诊所之外的卫生室站、乡镇卫生院、社区卫生服务中心（站）等。

表 3-3-19　调查人群最近一次返乡就医各级医疗机构次均住院*医疗费用及补偿比

住院机构	次均医疗费用（元）	次均自付费用（元）	补偿比（%）
乡镇卫生院/社区中心	2360.00	1160.00	50.8
县医院	4733.33	2562.50	45.9
医院	6500.00	3200.00	50.8
合计	**5026.00**	**2613.50**	**48.0**
参保人	5026.00	2613.50	48.0
有医保报销或减免者	5807.14	2360.71	59.4

*：不含住院分娩。

表 3-3-20　调查人群最近一次返乡就医各级医疗机构住院分娩次均医疗费用及补偿比

住院机构	次均医疗费用（元）	次均自付费用（元）	补偿比（%）
乡镇卫生院/社区中心	1400.00	650.00	53.6
县医院	6000.00	3000.00	50.0
医院	6300.00	4175.00	33.7
合计	**5381.82**	**3427.27**	**36.3**
参保人	5320.00	3170.00	40.41
有医保报销或减免者	5255.56	2866.67	45.45

表 3-3-21 调查人群最近一次特意返乡和顺便返乡就医者次均住院服务费用及补偿比

返乡住院患者	特意返乡			顺便返乡		
	人均医疗费用（元）	次均自付费用（元）	补偿比（%）	次均医疗费用（元）	次均自付费用（元）	补偿比（%）
所有人	6866.67	2711.11	60.52	3520.00	2533.64	28.02
参保人	6866.67	2711.11	60.52	3520.00	2533.64	28.02
有医保报销者	7225.00	2550.00	64.71	3916.67	2108.33	46.17

第四节 调查人群基本公共卫生服务利用情况

一、健康体检

过去一年做过体检的被调查者比例为 40.9%。其中，除 1 岁以内的婴儿体检比例较高外，其余各个年龄段居民体检比例相差不大，但随着年龄的增加体检比例有降低趋势，在 65 岁以上年龄组中有超过三分之二（68.2%）的调查对象没有进行过体检。在做过健康体检的被调查者中，60.7%为自费体检，32.2%为单位组织的体检，社区组织的体检仅占 7.1%，占调查人群的 2.9%，其中，65 岁以上老年人仅 1 人（占 65 岁及以上被调查者的 2.2%）享受了社区组织的社区体检（表 3-4-1）。尽管可能存在被调查者不利用社区健康体检服务的现象，但这也在一定程度上反映了农村流动人口基本公共卫生服务提供存在不到位的问题。

表 3-4-1　不同年龄被调查者过去一年健康检查情况

年龄（岁）	合计	没有体检		社区组织体检		单位组织体检		自己花钱体检	
		人数	构成（%）	人数	构成（%）	人数	构成（%）	人数	构成（%）
0～	45	19	42.2	6	13.3	0	0.0	20	44.4
1～	232	135	58.2	18	7.8	23	9.9	56	24.1
5～	293	157	53.6	14	4.8	71	24.2	51	17.4
15～	659	359	54.5	13	2.0	127	19.3	160	24.3
25～	853	492	57.7	11	1.3	108	12.7	242	28.4
35～	745	458	61.5	17	2.3	80	10.7	190	25.5
45～	602	387	64.3	14	2.3	61	10.1	140	23.3
55～	181	114	63.0	11	6.1	18	9.9	38	21.0
65～	44	30	68.2	1	2.3	2	4.5	11	25.0
不详	85	57	67.1	2	2.4	4	4.7	22	25.9
合计	3739	2208	59.1	107	2.9	494	13.2	930	24.9

二、慢性病管理

在35岁及以上自报患有经医生诊断的高血压患者中，有66.7%的人在过去一年未接受过社区医生测量血压的服务，每月接受社区医生测量一次及以上血压的患者只占4.0%，至少每2个月测量一次的患者占7.9%，而高血压患病率最高的65岁以上老年高血压患者（11人），在过去一年中均未接受过社区医生测量血压的服务。在过去一年接受社区医生测量血压的人群中，有68.9%的患者在最近两个月之内测过血压，也有17.8%的患者已经半年没有测量过血压。最近一次测量血压的患者中，仅有 2%的人是社区医生上门服务，90.2%的人是自行到社区卫生服务中心测量。在过去一年中，有 47.6%的患者接受过社区医生高血压健康生活方式的宣传教育（表 3-4-2、表 3-4-3、表 3-4-4 和表 3-4-5）。

在自报患有经医生诊断的 35 岁及以上糖尿病患者中，有 66.7%的人在过去一年未接受过社区医生测量血糖的服务，每月接受社区医生测量一次及以上血糖的患者占 6.1%，至少每 2 个月测量一次的患者占 6.1%，患有糖尿病而在过去一年未接受社区医生测量血糖比例最高的为 35 岁年龄组人群（83.3%）。在过去一年接受社区医生测量血糖的人群中，有 54.6%的被调查者在最近两个月之内测过血糖，也有 36.4%的患者已经半年没有测量过血糖。最近一次测量血糖的患者中，仅有 8.3%的人是社区医生的上门服务，75.0%的被调查者是自行到社区卫生服务中心测量。在过去一年中，有 55.6%的患者接受过社区医生糖尿病健康生活方式的宣传教育（表 3-4-6、表 3-4-7、表 3-4-8 和表 3-4-9）。

表 3-4-2　不同年龄高血压患者* 过去一年测血压次数情况

年龄	合计	没有		1~6 次/每年		7~12 次/每年		1 次以上/每月	
		人数	构成（%）	人数	构成（%）	人数	构成（%）	人数	构成（%）
35~	24	17	70.8	7	29.2	0	0.0	0	0.0
45~	56	33	58.9	15	26.8	5	8.9	3	5.4
55~	35	23	65.7	5	14.3	5	14.3	2	5.7
65~	11	11	100.0	0	0.0	0	0.0	0	0.0
合计	126	84	66.7	27	21.4	10	7.9	5	4.0

注：*：自报患有经医生诊断的高血压。

表 3-4-3　不同年龄高血压患者*最近一次由社区医生测量血压时间

年龄	合计	1个月内		1~2个月		3~6个月		6个月以前	
		人数	构成（%）	人数	构成（%）	人数	构成（%）	人数	构成（%）
35~	8	1	12.5	2	25.0	2	25.0	3	37.5
45~	24	9	37.5	8	33.3	4	16.7	3	12.5
55~	13	7	53.8	4	30.8	0	0.0	2	15.4
65~	0	0	0.0	0	0.0	0	0.0	0	0.0
合计	45	17	37.8	14	31.1	6	13.3	8	17.8

注：*：自报患有经医生诊断的高血压。

表 3-4-4　不同年龄高血压患者*社区卫生机构提供最近一次测量血压服务情况

年龄	合计	社区医生上门服务		到社区卫生中心就医时测量		社区医生通知到社区卫生机构测量		其他	
		人数	构成（%）	人数	构成（%）	人数	构成（%）	人数	构成（%）
35~	9	0	0.0	8	88.9	1	11.1	0	0.0
45~	28	1	3.6	26	92.9	0	0.0	1	3.6
55~	14	0	0.0	12	85.7	1	7.1	1	7.1
65~	0	0	0.0	0	0.0	0	0.0	0	0.0
合计	51	1	2.0	46	90.2	2	3.9	2	3.9

注：*：自报患有经医生诊断的高血压。

表 3-4-5 过去一年社区医生为高血压患者* 提供高血压健康生活方式宣传教育的情况

年龄	合计	提供		未提供		不清楚	
		人数	构成（%）	人数	构成（%）	人数	构成（%）
35~	13	6	46.2	7	53.8	0	0.0
45~	30	17	56.7	12	40.0	1	3.3
55~	18	6	33.3	11	61.1	1	5.6
65~	2	1	50.0	0	0.0	1	50.0
合计	63	30	47.6	30	47.6	3	4.8

注：*：自报患有经医生诊断的高血压。

表 3-4-6 不同年龄糖尿病患者* 过去一年测血糖次数情况

年龄	合计	没有		1~6 次/每年		7~12 次/每年		1 次以上/每月	
		人数	构成（%）	人数	构成（%）	人数	构成（%）	人数	构成（%）
35~	6	5	83.3	1	16.7	0	0.0	0	0.0
45~	16	10	62.5	3	18.8	2	12.5	1	6.3
55~	8	5	62.5	3	37.5	0	0.0	0	0.0
65~	3	2	66.7	0	0.0	0	0.0	1	33.3
合计	33	22	66.7	7	21.2	2	6.1	2	6.1

注：*：自报患有经医生诊断的糖尿病。

表 3-4-7　不同年龄糖尿病患者[*]最近一次由社区医生测量血糖时间

年龄	合计	1 个月内		1~2 个月		3~6 个月		6 个月以前	
		人数	构成（%）	人数	构成（%）	人数	构成（%）	人数	构成（%）
35~	1	0	0.0	0	0.0	0	0.0	1	100.0
45~	6	2	33.3	2	33.3	1	16.7	1	16.7
55~	3	1	33.3	0	0.0	0	0.0	2	66.7
65~	1	1	100.0	0	0.0	0	0.0	0	0.0
合计	11	4	36.4	2	18.2	1	9.1	4	36.4

注：*：自报患有经医生诊断的糖尿病。

表 3-4-8　不同年龄糖尿病患者[*]社区卫生机构提供最近一次测量血糖服务情况

年龄	合计	社区医生上门服务		到社区卫生中心就医时测量		社区医生通知到社区卫生机构测量		其他	
		人数	构成（%）	人数	构成（%）	人数	构成（%）	人数	构成（%）
35~	1	0	0.0	0	0.0	0	0.0	1	100.0
45~	7	1	14.3	5	71.4	1	14.3	0	0.0
55~	3	0	0.0	3	100.0	0	0.0	0	0.0
65~	1	0	0.0	1	100.0	0	0.0	0	0.0
合计	12	1	8.3	9	75.0	1	8.3	1	8.3

注：*：自报患有经医生诊断的糖尿病。

表 3-4-9　过去一年社区医生为糖尿病患者*提供糖尿病健康生活方式宣传教育的情况

年龄	合计	提供		未提供	
		人数	构成（%）	人数	构成（%）
35~	3	1	33.3	2	66.7
45~	8	5	62.5	3	37.5
55~	5	3	60.0	2	40.0
65~	2	1	50.0	1	50.0
合计	**18**	**10**	**55.6**	**8**	**44.4**

注：*：自报患有经医生诊断的糖尿病。

三、妇幼保健服务

有在北京出生的0~6岁孩子的母亲中，73.79%的人在孕12周内建立了《孕产妇保健手册》，其中，有96.72%是在北京建立的，只有3.28%是在户籍所在地建立的（表3-4-10）。反映了流动孕妇倾向于利用居住地的妇幼保健服务。

做过产前检查者的比例为97.18%。其中，56.15%的被调查者记不清自己的产检次数。对于记得自己产检次数的被调查者，平均产前检查次数为7.59次，仅有8.61%的人产前检查次数低于5次。根据孩子年龄计算不同年份的平均产前检查次数发现，产前检查次数有随时间推移而增加的趋势（表3-4-11和表3-4-12）。

平均接受产后访视次数为1.29次。52.21%被调查者接受过1次产后访视，两次及以上的有19.46%，没有接受过产后访视的占1.77%，回答记不清的调查对象有26.55%。除外记不清产后访视次数者外，51.79%的被调查者在北京接受过一次产后访视，18.75%在北京接受过两次以上的产后访视，有 3.57%的被调查者未在北京接受过产后访视。根据孩子年龄计算不同年份的平均产后访视次数，除外样本量很小的年份，发现近年来平均产后访视次数也有随时间推移上升的趋势（表 3-4-12 和表 3-4-13）。

表 3-4-10　孕 12 周内建立《孕产妇保健手册》及产前检查情况

选项	建立《孕产妇保健手册》		产前检查	
	人数	构成比（%）	人数	构成比（%）
是	183	73.79	241	97.18
否	50	20.16	4	1.61
不清楚	15	6.05	3	1.21
合计	**248**	**100.00**	**248**	**100.00**

表 3-4-11　被调查者产前检查次数

次数	人数	构成比（%）	有效构成比（%）
1	1	0.40	0.93
2	6	2.46	5.61
3	8	3.28	7.48
4	6	2.46	5.61
5	14	5.73	13.08
6	15	6.15	14.02
7 次及以上	57	23.37	53.27
记不清	137	56.15	—
合计	**244**	**100.00**	**100.00**

表 3-4-12　不同出生年份孩子母亲的平均产前检查次数和产后访视次数

出生年	产前检查人数	平均产前检查次数	产后访视人数	平均产后访视次数
2007	1	6. 00	1	2. 00
2008	9	6. 33	6	1. 17
2009	20	7. 55	12	1. 17
2010	14	6. 36	10	1. 60
2011	20	7. 85	13	1. 23
2012	15	9. 80	17	1. 29
2013	18	7. 50	23	1. 26
2014	10	7. 00	1	1. 00
合计	107	7. 59	83	1. 29

注：其中 2012 年出生孩子中有一位母亲产前检查的次数达到 25 次，2011 年有一位达到 20 次。

表 3-4-13　被调查者接受产后访视情况

次数	接受产后访视的次数		在北京接受产后访视的次数	
	人数	构成比（%）	人数	构成比（%）
0	2	1. 77	4	3. 57
1	59	52. 21	58	51. 79
2	19	16. 81	18	16. 07
3	2	1. 77	2	1. 79
4	1	0. 88	1	0. 89
记不清	30	26. 55	29	25. 89
合计	113	100. 00	112	100. 00

四、儿童保健

75%的在北京出生的0~6岁儿童母亲分娩地点在综合医院，另外有18.18%的被调查儿童母亲是在妇产医院或妇幼保健院分娩，在家中、私人诊所、社区卫生服务中心、乡镇街道卫生院等较低级别的医疗机构分娩的儿童母亲共占5.79%（表3-4-14）。

在过去一年中，有38.89%的0~6岁儿童未接受过健康体检，接受过健康体检的被调查儿童占54.38%。

97.04%的被调查儿童有预防接种证，但仅有8.09%的人出示了儿童预防接种证，1.18%的被调查儿童没有预防接种证。有预防接种证的儿童中，有超过一半（52.03%）的儿童预防接种证是在北京办理的，有46.14%的儿童预防接种证在户籍所在地办理（表3-4-15）。

在被问及在北京是否有人通知儿童去接种疫苗时，回答是和否的调查者基本各占一半。在所有被调查儿童中，确认没有接种疫苗的儿童占1.57%，接种疫苗的占97.64%。绝大多数（86.51%）的被调查儿童全程接种了疫苗，10.91%的儿童只接种了一部分疫苗（表3-4-16）。

表3-4-14　被调查儿童母亲分娩地点

分娩地点	人数	构成比（%）	分娩地点	人数	构成比（%）
在家中	2	0.83	妇产医院或妇幼保健院	44	18.18
私人诊所	4	1.65	综合医院	182	75.21
社区卫生中心	2	0.83	其他医疗机构	2	0.83
乡镇街道卫生院	6	2.48	**合计**	**242**	**100.00**

卡介苗的接种率为67.54%。百白破疫苗的接种率为89.13%，接种三次及以上的儿童占52.17%。脊髓灰质炎疫苗的接种率为97.53%，接种3次及以上的儿童占37.04%。含麻疹成分的疫苗接种率为80.95%，接种两次及以上的儿童占40.47%。乙肝疫苗的接种率为96.00%，接种3次及以上的儿童占38.67%。

表3-4-15 被调查儿童预防接种证持有情况和预防接种证办理地点

预防接种证持有情况	人数	构成比（%）	办证地点	人数	构成比（%）
有，并且出示	41	8.09	北京	256	52.03
有，但没出示	451	88.95	户籍所在地	227	46.14
没有	6	1.18	其他城市	9	1.83
不知道	9	1.78			
合计	507	100	合计	492	100

表3-4-16 儿童疫苗接种服务利用和提供情况

选项	是否有人通知		是否接种过疫苗		是否全程接种	
	人数	构成比（%）	人数	构成比（%）	人数	构成比（%）
是	229	48.01	497	97.64	436	86.51
否	248	51.99	8	1.57	55	10.91
不知道	0	0	4	0.79	13	2.58
合计	477	100.00	509	100.00	504	100.00

第五节　主要调查发现和相关问题探讨

一、主要调查发现

（一）调查人群流动性有减小趋势

调查结果表明，调查人群户均人数为2.3人，与2003年和2008年北京流动人口调查的1.73人和1.72人相比增加0.57人；1人在北京生活的户占38.4%，明显低于2003年和2008年北京流动人口调查的58.7%和58.2%，70.8%的在婚者与配偶同时在京生活，两代和三代被调查户占29.5%和8.6%。反映调查人群在流入地的家庭化趋势明显。调查人群中在京累计居住时间5年及以上者占60.7%，10年及以上者占34.6%，高于2003年和2008年北京流动人口调查结果（2003年分别为36.4%和13.0%，2008年分别为40.03%和15.83%）。尽管抽样方法会对结果产生一定影响，但从十年有规律的变化情况看，流动人口有在流入地家庭化和“常住化”的倾向，在一定程度上反映了该人群的流动性有减少趋势。

（二）调查人群健康状况较好，是一个经过了“健康选择”的群体

调查人群中65岁及以上人口占1.2%；自评健康状况差和很差者占4.0%，与一年相比差和很差者占0.9%；两周患病率不高，为9.4%（2013年国家卫生服务调查：城市人口两周患病率为28.2%，农村人口为20.2%），以急性病为主，上呼吸道感染占53.6%，胃肠炎占6.1%；慢性病患病率不高，高血压患病率4.1%，糖尿病1.0%，明显低于一般人群①；两周就诊率不高，为6.8%（2013年国家卫生服务调查：城市

① 根据国家CDC数据，2013年我国15岁以上人群高血压患病率为24%；根据世界卫生组织2015年数据，我国18岁及以上糖尿病患病率男性为10.5%，女性为8.3%。

人口两周就诊率为13.3%，农村人口为12.8%）；年住院率也较低，为3.8%（2013年国家卫生服务调查：城市人口年住院率为9.1%，农村人口为9.0%）；年人均医疗保健支出876元，占收入比例为2.32%，明显低于北京市城镇居民（2014年医疗保健支出1862元，占收入的4.2%）。总之，调查人群是一个人口年龄结构年轻、健康状况较好的群体。

由于在城市就业对健康的要求相对较高，到城市的外来农村流动人口大多是年轻人和身体健康者。尽管近年来到北京与家人团聚的流动人口比例逐步增加，但由于老年人和健康状况差者到城市更多的是以消费为主，这对于目前外出的目的仍然是以找工作、多挣钱为主以及尽可能控制支出、为在农村的家庭成员或以后更好地生活攒钱的流动人口来说，通常老年人和健康状况差者留在了农村的家中。如果在城市患了大病或比较严重的慢性病，也会因北京的医疗费用较高，且相当比例的人不能报销或报销比例较低而回到家乡诊治，直到痊愈。因此，城市外来农村流动人口老年人比例低、健康状况好是经过多次“健康选择”的结果，该群体是一个经过了“健康选择”的人群。

（三）调查人群平均收入不低，是一个经过了“经济选择”的群体

调查人群的人均月收入为3163元，与2003年和2008年北京流动人口调查结果（人均月收入分别为755元和1498元）相比有了明显提高，年人均收入37956元，明显高于北京市最低工资标准1500元/月，略低于2014年北京城镇居民年人均可支配收入43910元，明显高于北京市农村居民人均纯收入20226元。由于有50.7%的家庭可以得到单位或雇主提供的不同程度的免费食宿，该平均收入只是反映了现金收入情况，实际收入水平会更高。此外，调查人群人均收入低于北京市贫困线的比例仅为0.67%，有17%的被调查者家庭平均月收入超过5000元。可见，这是一个经济状况相对较好的群体。

流动人口在北京生活，至少要有地方住和有钱吃饭，需要最基本的

收入来保证，否则就无法在北京生活下去。如果没有了收入来源或收入较低，难以保证其在北京的最基本生活支出，他们就会离开北京，回到家乡或流动到其他城市。此外，相当比例的流动人口到北京的主要目的是能够“攒一笔钱”，如果在北京的收入不高，即使是能够维持基本生活，但会出于“攒不下钱来”的考虑而离开。因此，该人群是一个已经经过了“经济选择”的群体，留在北京的通常都是收入不低者。

（四）调查人群生活比较节俭，仍保持其本色

尽管被调查人群是一个收入不低的群体，平均收入已经与北京市城镇居民相差不大，但他们的支出仍然被控制在一个较低水平。被调查者人均月生活支出为1341元，年人均生活支出为16092元，占收入的比重为41.9%，明显高于2003年和2008年北京流动人口调查结果（分别为416元和641元），但明显低于2014年北京城镇居民人均年消费支出（28009元，月均2334元）和占收入的比重（63.79%）。即使是将部分被调查者获得的免费食宿考虑在内，该人群的生活消费支出也明显低于北京市居民。

调查人群月人均结余为1822元（北京市居民月人均结余为1325元），占收入的比重为57.6%，明显高于北京市居民（36.2%），高于2003年北京流动人口调查结果（44.0%），与2008年调查结果（57.2%）基本相同，且入不敷出的家庭比例不高。根据调查结果81.0%的家庭每月收大于支，13.9%的家庭每月收支平衡，多数月收不抵支的家庭仅占3.8%。

既往研究认为大多数外来农村流动人口来到城市的直接目的主要是获取经济收入，他们只要有了一份可以维持最低消费的收入，解决了住宿、吃饭等日常必需消费问题，就有了在城市继续生活的资本，这是他们在城市生活下去的前提，其本质是一种“生存适应”，是影响该群体消费行为的主要因素[2]。从本次调查情况看，对于多数流动人口，尽管

基本生活需要能够得到满足，“生存适应”已经不再是问题，但仍然有相当比例的人（家庭）尽可能控制支出，因为他们不仅需要将一部分钱寄（带）给农村的亲属，还要为以后返回家乡或在城市中的“好生活”攒钱，当然，也有节俭习惯的使然。可见，即使调查人群的收入有了明显提高，甚至与北京市居民的平均收入基本持平，但从支出上看仍然保持其既往“节俭”的本色。

（五）调查人群的相关权益没有得到充分保证

61.4%的在业者每天工作时间超过8小时，超过10小时的比例达到50.2%。46.6%的在业者每月休息时间少于1天，能够按照国家法定休息时间休息的比例仅为13.4%。尽管不排除会有相当比例的被调查者为了增加收入而放弃休息，但也会存在调查人群的休息权没有得到充分保证的问题。

被调查者与单位或劳务公司签订劳动合同的比例仅为37.5%，个体工商户和私人企业或公司未签订劳动合同的比例高达84.5%和43.7%，机关事业单位、国有企业或公司和外资或港澳台公司也分别有23.0%、26.8%和21.0%的被调查者没有签订劳动合同。未签订劳动合同者的各类保险参保率低于与劳务公司签订合同者，更低于与单位签订劳动合同者。职工医保参保率不高，其中参保率最高的外商或港澳台商企业或公司也仅为42.1%，其次是事业单位，参保率为22.1%，私人企业或公司为16.9%，国有企业或公司和个体工商户流动人口仅为13.5%和5.3%。未签订劳动合同者城镇职工医保参保率仅为4.5%，明显低于与劳务公司签订合同者（14.6%）和与单位签订劳务工合同者（24.3%）。

根据相关法规，包括个体工商户在内的各类用人单位均应通过签订劳动合同与劳动者建立劳动关系，以明确双方权利和义务，可以有效地维护用人单位与劳动者的合法权益。但流动人口签订劳动合同的比例较低，尤其是个体工商户，未签订劳动合同的比例高达85%。这样难以维护流动人口的合法权益，在发生争议时会使流动人口处于不利地位。根据北京市相关政策，用人单位应为与之建立劳动关系的农民工缴纳医疗保险费，但本次调查发现，即使签订了劳动合同，职工医保的参保率也很低。反映了调查人群的相关权益没有得到充分保证。

（六）调查人群在北京有“常住”趋势，但在社会和心理层面的适应性仍不高

尽管调查人群在北京有“常住”趋势，但是，有54.9%的被调查者与北京人基本没有来往或来往很少，来往较多的仅占24.8%；认为受到北京人歧视的占26.8%，仅有50.7%的人认为完全没有受到歧视；有51.6%的被调查者选择回老家养老，有在北京养老打算的调查者只占5.8%。

尽管被调查者的在业率很高，人均收入不低于北京市当地居民，但被调查者对自己社会经济地位评分的平均分数仅为42.2分。自评分在60分以下的占75.6%，超过80分和90分分别仅占6.7%和2.1%。与2003年和2008年北京流动人口调查结果相比略有升高，但没有质的变化（2003年和2008年社会经济地位自评分分别为35.8分和39.6分，其中自评分在60分以下的分别为81.0%和75.1%，超过80分的分别占4.4%和9.0%）。说明该群体在社会和心理层面的适应性仍不高。

（七）调查人群应对疾病经济风险的能力有所提高，医保政策效果明显

根据2003年和2008年北京流动人口调查，流动人口两周患病未采取措施者的比例分别为11%和3.8%，因为经济困难或医疗费用高不去医疗机构就诊的比例分别为22.9%和32.9%，而本次调查两周患病未采取措施的比例为0.8%，其中，因为经济困难或医疗费用高不去医疗机构就诊的比例为10.4%，明显低于2003年和2008年。调查人群应住院

而未住院比例为17.8%，也明显低于2003年和2008年（分别为29.5%和24.4%）；未住院的主要原因是经济困难和医疗费用太高（占92.3%），与2008年的调查结果（92.3%）相同。2003年和2008年自己要求出院的比例分别为29%和23.3%，其中因经济困难和住院费用太高者的比例分别为78%和48.5%，而此次调查自己要求出院比例为18.2%，其中25.0%的人是因为因经济困难和花费太多，明显低于2003年和2008年。可见，因为支付能力不足而不去利用医疗服务状况得到明显改善。

主要与近年来各类医保覆盖面扩大、筹资水平和补偿水平不断提高密切相关。调查表明，调查人群基本医保和医保的参保率分别为86.3%和89.5%①，仅有10.5%②的人没有任何医保，与2003年和2008年相比（未参保率分别为87.2%和33.1%），已经有了质的变化。调查人群中47.8%的住院病例获得报销或减免，受益者实际补偿比为43.1%，其中职工医保实际补偿比达到73.1%，居民医保为22.9%，新农合为40.7%。与既往相比，经济负担有所减轻（2008年27.9%的患者报销了医疗费用，受益者实际补偿比为29.0%）。调查人群家庭人均月医疗保健支出为73元，占家庭收入的比重仅为2.32%，疾病经济负担并不高。总体看，流动人口医疗保障水平明显提高，应对疾病经济风险的能力明显提高，反映近十年来医保政策，尤其是新农合政策效果明显。

（八）医疗服务利用水平有所提高

该人群医疗服务利用率不高，本次调查两周就诊率为6.8%，住院率为3.8%，明显低于全国水平（2013年国家卫生服务调查：城市人口两周就诊率为13.3%，农村人口为12.8%；城市人口年住院率为9.1%，

①② 为有效参保率和未参保率，除外3.2%的被调查者回答“不清楚”的情况。

农村人口为9.0%），但明显高于2003年和2008年北京流动人口调查结果（两周就诊率分别为4.43%和3.19%，住院率分别为1.18%和2.89%），反映医疗服务利用率有所提高。尽管因为城市医疗费用太贵、不能报销等原因，在最近一次返乡就医者中有31.4%是特意返乡就医，但与2008年48.2%的特意返乡就医相比降低了17个百分点。住院分娩比例达到97.5%，明显高于2003年和2008年（分别为70.4%和88.3%）。

数据显示这十年来北京外来农村流动人口医疗服务利用率呈逐步上升趋势。这与流动人口收入水平不断提高、医疗保险覆盖面不断扩大以及医疗保障水平不断提高、流动人口抗疾病经济风险能力不断增强密切相关。

（九）妇幼保健服务利用状况得到明显改善，但基本公共卫生服务尚未完全覆盖流动人口

有研究表明流动人口基本公共卫生服务的利用率有明显提高[1]，本次调查也印证了这一点，但不同类型的服务改善程度不同。部分妇幼保健服务的利用率比较高，如80.3%的被调查者产前检查达到了5次的国家标准，86.5%的被调查儿童接受了全程免疫接种，但是其他基本公共卫生服务项目要么尚未完全覆盖流动人口，要么没有按照国家要求规范提供。

在35岁及以上高血压患者中，66.7%在过去一年未接受过社区医生测量血压服务，每月接受社区医生测量一次及以上血压的患者只占4.0%，至少每2个月测量一次的患者占7.9%。过去一年接受社区医生测量血压的患者中，31.1%在最近两个月未测过血压，17.8%已半年未测过血压。最近一次测量血压的患者中，接受社区医生上门服务或社区医生通知到社区中心（站）测量者分别仅占2%和3.9%。在35岁及以上糖尿病患者中，66.7%在过去一年未接受过社区医生测量血糖服务，

每月接受社区医生测量一次及以上血糖的患者占6.1%，至少每2个月测量一次的患者占6.1%。过去一年接受社区医生测量血糖的患者中，45.5%在最近两个月未测过血糖，36.4%已半年没有测量过血糖。最近一次测量血糖的患者中，接受社区医生上门服务或社区医生通知到社区中心（站）测量者各自为8.3%。过去一年65岁以上老年体检比例为31.8%，其中仅有7.1%的老年人是社区组织的体检。产后访视的平均次数为1.29次，距离国家2次的标准还有距离。

综上，流动人口产前检查、计划免疫等服务的利用水平相对较高，慢病管理、产后访视、健康体检等基本公共卫生服务均未达到国家标准。其中产前检查、计划免疫服务，因涉及下一代，流动人口主动利用服务的意识较强。而其他服务利用水平不高，既有流动人口利用服务的意识和主动性不强的原因，也有社区基本公共卫生工作开展不到位的问题，尤其是需要社区卫生机构主动提供服务的项目，流动人口的利用率相对较低。如产后访视服务需要医务人员上门服务，其到位率不如产前检查；社区卫生机构主动提供高血压、糖尿病等慢性病管理服务严重不足，是流动人口慢病管理没有达到国家标准的主要原因之一。

二、相关问题探讨

（一）促进流动人口社会融合相关问题探讨

流动人口的社会融合涉及经济、社会、文化和心理四个层面[3~4]，其中，在经济层面的适应是流动人口立足城市的基础；社会层面的适应主要包括流动人口在流入地的社会交往、社区交往和闲暇娱乐活动等，是融入城市生活的进一步要求，反映了融入城市生活的广度；文化和心理层面的适应是指流动人口是否适应、接纳流入地的风俗习惯、文化理念，并形成认同，能够按照流入地习俗行事，能够平等地与当地市民沟通往来等，反映的是融入城市生活的深度，是社会融合的最高形式。

流动人口在经济层面的适应取决于其就业、职业、收入和基本消费需要的满足程度。尽管在就业机会、职业类型、同工同酬等方面仍然存在相当大的不公平，该人群的消费水平也仍然不高，但由于该人群是一个已经经过“经济选择”的人群，表现为在北京生活的流动人口在业率很高、人均收入不低于北京市当地居民，反映出他们在经济层面的适应，尤其是较长期居住在北京的流动人口。

尽管有相当比例的被调查者有在北京“常住”的趋势，但是即使在北京累计居住 20 年以上的被调查者，与北京人来往较多的也仅占 46. 1%，仍然有 34. 8%的人基本不来往或来往较少，这表明流动人口在社会层面的适应度并不是很高。34. 6%①的被调查者认为受到北京人歧视，且认为受到歧视的比例随在北京累计居住时间的延长反而明显增加，累计居住 20 年及上者中有 38. 2%的人认为受到北京人的歧视。有在北京养老打算的调查者只占 5. 8%，其中，累计居住时间在 20 年及以上者也仅有 22. 3%的人选择在北京养老。被调查者对自己社会经济地位平均自评分为 42. 2 分，自评分在 60 分以下的占 75. 6%，超过 80 分和 90 分的分别占 6. 7%和 2. 1%。与 2003 年和 2008 年北京流动人口调查结果（平均分分别为 35. 8 分和 39. 6 分，分别有 81. 0%和 75. 1%的人自评分在 60 分以下，超过 80 分的分别占 4. 4%和 9. 0%）相比略有升高，但没有质的变化。通常处于贫困状态者大多自我感觉不良，对自己社会经济地位的评价不高。但本次调查结果，收入高的流动人口对其社会经济地位的自我评价也不高，人均收入在 5000 元和 1 万元的自评分分别为 44. 2 分和 50 分。对社会经济地位的自评结果，不仅反映了经济状况，

① 为有效构成，除外 22. 5%回答“说不好”的被调查者。

而且反映了自评者对自己在社会中所处地位的感受和与社会之间的距离，也是社会与他（她）之间相互认同程度的综合反映。说明该群体在心理层面的适应性也不高。

总体看，北京市外来农村流动人口的社会融合度并不高，且并不随着在北京居住时间的延长以及收入水平的提高而有明显改善。虽然该人群在经济层面上已经基本适应了城市生活，但社会层面和心理层面的适应性通常较低。从流动人口的角度主要原因有四：一是仍以原有的文化视角来看待城市中遇到的相关事物，对城市文化的认同感不高；二是在城市中的生活状况与城市人之间的反差，会产生被剥夺感和（或）不公平感；三是城市文化和城市人的歧视形成了一股无形的排斥力，使他们产生自卑心理；四是户籍制度的存在，使他们（至少从心理上）仍将自己定位在农村，心存“过客”的心态，城市对他们来说只是“挣钱”的地方，“挣得到钱就留，挣不到钱就走”，即使那些在城市获得很高收入、且其全家长期生活在城市的人，也只有“功利性归属感”，而没有“参与性归属感”[6]。这些都导致了他们在社会层面和心理层面的低适应性。

因此，一方面，外来农村流动人口在北京的心态决定了他们给自己的定位。他们总是认为自己是“外来的”、是“过客”、“待不长”，且多数人没有想过、也不敢想自己在北京应该拥有的权利，这也就决定了他们在权利方面通常不会有更高的要求，缺乏融入流入地的主动性；但另一方面，也是很重要的一方面，在流入地存在流动人口社会融合的体制机制障碍。本次调查结果表明，无论是城市的卫生资源配置、基本公共卫生服务提供，还是医疗保险，都没有将流动人口完全纳入流入地的考虑和管理之中，成为影响推进流动人口社会融合的主要因素之一。

尽管被调查人群医保参保率不低，但主要以在户籍地参加新农合为主，在流入地参加医保比例很低，主要原因是流入地的职工医保仅覆盖部分在职流动人口，城镇居民医保政策和新农合政策仅覆盖户籍人口，未将流动人口纳入其中。流动人口要么异地就医后回户籍所在地报销，要么只能返回户籍地就医。根据调查结果，除9.8%的被调查人群因在北京参加医保，可以报销在北京的住院费用外，回答是否可以异地就医结算的被调查者中，仅有2.5%可以办理异地就医结算；66.9%的人虽然不能异地就医结算，但住院后可回参保地报销；也有30.6%的人尽管参加了医保，但既不能异地就医结算，也不能回参保地报销住院医药费用。

根据访谈调查结果，异地就医面临报销比例低、门诊费不能报销、转诊难、看病自己先垫支、报销不方便、很多服务项目报不了等诸多困难，导致部分流动人口不得不自费看病。一位参合者说：“都是自费看病！我现在还年年交着农合的钱，可我基本不回老家，在北京看病报不了多少，很多都不给报，还很麻烦，还不够来回路费钱。这农合的钱算是白交了。”也因此影响到部分流动人口对医疗服务的利用。“为什么不去医院看病？当然是不能报销了。我们不像北京人有病就去看，我们根本不敢看。你看我这牙肿了，疼的厉害，谁敢去看啊？去一次就几百块钱，只能忍着。”本次调查人群中，有31.4%最近一次返乡就医者是因为城市医疗费用太贵、不能报销等原因而特意返乡就医。一位被医院诊断为阑尾炎的打工农民，连夜乘坐火车回到1000公里之外的老家做了手术，“有新农合报销，我自己只花了几百块钱。就是来回坐高铁，也比在北京住院便宜一半多。”

根据国家相关政策①，除居民健康档案、老年人健康管理和中医药健康管理的服务对象为辖区内常住居民外，其余基本公共卫生服务项目

---

① 《国家卫生和计划生育委员会、财政部、国家中医药管理局关于做好2013年国家基本公共卫生服务项目工作的通知》（卫计生发〔2013〕26号）。

的服务对象均为辖区内居民。可以理解为居住半年以上流动人口可在现居地享受所有基本公共卫生服务，居住半年以下流动人口可在现居地享受除居民健康档案、老年人健康管理和中医药健康管理外的其他 8 项服务。但根据本次调查，除产前检查、计划免疫服务外，慢病管理、产后访视、老年健康体检、健康档案等基本公共卫生服务利用均未达到国家要求。对于需要社区卫生机构主动提供的产后访视服务、高血压、糖尿病等慢性病管理服务，流动人口利用率明显低于计划免疫和产前检查服务，说明存在提供不到位的问题。访谈中也了解到："你说那个健康档案什么的，你有户籍给你整，我们没有户籍的不管你。""那边（指社区卫生服务中心）也没有提供什么服务啊，没有人通知我们啊，我们都不知道。""社区卫生中心？我来这么多年，根本没去过，也没人上门宣传。基本公共卫生服务？不是很清楚"。这在一定程度上反映了社区卫生机构较少主动为流动人口提供服务。因此，虽然政策将流动人口纳入基本公共卫生服务范畴，但在实际中相当比例的流动人口并没有享受到流入地的相关服务。

总之，无论是基本公共卫生服务还是参加医疗保险，距离城市外来农村流动人口能够在流入地公平的获得基本公共服务的目标尚存在较大距离。在经济上已经立足的流动人口，并没有被流入地所完全接纳，相关服务并没有将流动人口完全纳入其中。因异地就医需要回家报销、甚至不能报销，流入地基本公共卫生服务提供不完全到位，都影响到流动人口利用流入地的服务。与北京市户籍人口相比，流动人口享有国家相关政策上的机会不均等，尚不能与户籍人口一样享受同等的基本公共服务，因而该人群社会融合度不高也就成为必然。

（二）流动人口基本公共卫生相关问题探讨

1. 影响流动人口基本公共卫生服务提供的主要因素

北京市积极落实国家政策，将流动人口逐步纳入基本公共卫生服务覆盖范围之中，调查结果表明流动人口住院分娩、产前检查、计划免疫等服务的利用状况得到明显改善，其中80.3%的被调查孕产妇产前检查达到国家提出的5次标准，86.5%的被调查儿童接受了全程计划免疫接种。但对于其他基本公共卫生服务项目，存在一些服务未将流动人口覆盖其中、一些服务没有完全提供到位的问题，尤其是需要基层卫生机构主动为流动人口提供的基本公共卫生服务利用率不高。

定性调查结果表明主要原因有四：

一是人力资源配置难以满足为流动人口提供基本公共卫生服务的需要。北京市基层卫生人力资源配置标准是2009年以前制定的，2009年5月出台基本公共卫生服务均等化政策后基本公共卫生工作逐步推开，之后2次扩大服务内容，基本公共卫生服务提供量逐年加大，人力资源配置标准已经不符合实际需要，再加上基层原本就难以吸引人才，相当比例的基层机构人力资源实际配置水平并没有完全达到政策要求。目前，部分社区卫生机构户籍人口基本公共卫生工作都不能完全到位，更难以保证为流动人口提供服务。此外，由于流动人口流动性大，依从性相对低，为流动人口提供基本公共卫生服务的难度明显高于户籍人口。这意味着辖区内流动人口越多，基层公共卫生人力资源配置缺口越大。

二是基本公共卫生服务资金配置不完全到位。在调查中基层卫生机构反映，如果按照常住人口计算，一些社区卫生机构基本公共卫生经费补助达不到北京市的配置标准，尤其是流动人口多的地区存在较大缺口。原本为流动人口提供基本公共卫生服务的成本就高于户籍人口，如果资金配置不足，按照规定为流动人口提供服务则可能会导致机构亏本，“有多少钱办多少事”将成为不少机构的选择，也成为流动人口基本公共卫生服务难以到位的主要原因。

三是对基层卫生机构激励不足。除了因人力资源和资金配置不足以及收支两条线管理等政策的影响外，在管理上，没有专门针对流动人口基本公共卫生服务的评价指标、人力资源和资金配置与流动人口基本公共卫生服务绩效不挂钩，多为流动人口提供服务意味着需要基层机构付出更多的成本，“受累还要赔钱”，影响到基层为流动人口提供服务的积极性。此外，流动人口流动性大给基本公共卫生服务提供的管理带来挑战，也影响到服务的有效提供。例如，健康档案管理、免疫接种、妇幼保健服务、慢性病管理等基本公共卫生服务需要连续性的提供，但因流动人口流动性强，一些人往往利用几次服务就更换居住地点或工作地点，且往往难以追踪，导致基层卫生机构为流动人口提供服务和管理因流动性而中断。基层医务工作者因此而陷入两难境地：按照政策应该为流动人口提供服务，但因服务对象迁移，在考核时会被认为服务没有到位，“到底是真的管了，还是造假？”因此，基层医务人员要么不提供服务，要么提供服务也不记录，前者违反了政策，后者等于白干，资金支出与服务量不一致，或者不得不有选择性的提供，“觉得这人在这儿长期居住，就提供服务，不太熟悉的，除了计划免疫，其他就不提供”。

四是地区间和部门间的协作机制不完善。由于流动人口缺乏主动利用公共卫生服务的意识，依从性比一般人群更差，且流动性大，相当比例的人不主动到管理机构登记，因而服务到位的关键是在掌握流动人口基数和迁入和迁出等信息的基础上，提供方更加主动地提供服务。这涉及多个区、街道政府和居委会以及公安、卫生计生和基层卫生机构等多个部门与机构，需要多个地区和多个部门配合，基层卫生机构最大限度的主动发现服务对象、上门动员和提供服务。但目前部门间协作机制不完善，部门合作程度不高，信息系统建设滞后，尚未做到各个地区信息互联互通，卫生计生部门难以掌握流动人口基数以及流向。而且相当比例的流动人口在迁出和迁入时没有告知所在地区的管理机构，流入地和流出地信息难以衔接，既往利用基本公共卫生服务信息也随之“丢失”，导致流动人口不能够及时获得服务或不能够获得连续服务，也会存在重复利用服务的问题。

2. 基本公共卫生服务均等化相关问题探讨

基本公共卫生服务均等化是指全体城乡居民，不论地域、种族、性别、年龄、收入、职业等，都享有获得基本公共卫生服务的相同权利，都能够平等的获得基本公共卫生服务，即相同健康需要者应该获得在数量和质量上相同的基本公共卫生服务。实施政策的目的是全体国民利用服务“机会均等”的前提下最终实现“结果均等”，而实现“结果均等”的关键是“提供均等”，即为相同健康需要者提供一视同仁的、无差别的服务。

实现“提供均等”的关键环节有四：一是制度供给均等，即政策本身及其配套政策应在服务提供数量、质量和规范等方面有同样的规定和实施同样的标准；二是财政供给均等，不仅是人均筹资标准相同，还应考虑不同地区财力的强弱以及不同地区、不同人群服务成本的不同，即考虑成本的基础上实行差别化分配资金，使财政资金的投入、分配和使用有利于实现“结果均等”；三是基本公共卫生服务提供能力的均等，即在考虑服务实际人口数量和服务对象特点的情况下，不同地区和不同机构在人力资源配置的数量、质量上不应存在较大差异，不能因为提供能力不同而影响到“结果均等”；四是基本公共卫生服务提供动力均等，即不同的提供者应有同样的开展工作的动力，以保证按照政策规定及同样标准高效率地提供服务。

但是，从全国情况看，目前缺乏对如何缩小地区之间、城乡之间和人群之间基本公共卫生服务提供与利用差距的系统考虑，更缺乏系统解决问题的顶层设计，在提供基本公共卫生服务方面，仍然是地区“分治”、城乡“分治”和人群“分治”。尤其是流动人口，在制度供给上就存在明显差异，不同地区在人力资源配置标准和资金配置标准上采取不同的人口统计口径，很多地区并未考虑流动人口，尤其是居住半年以下流动人口；在财政供给和提供能力上也存在较大差异，不仅在不同地区人力资源和资金实际配置水平存在较大差异，更没有考虑到为流动人口提供基本公共卫生服务成本较高问题，仅个别地区开始实行差异化成本支付；在激励机制上，缺少针对流动人口特点设计的基本公共卫生服务评价指标，实际资金配置与流动人口基本公共卫生服务绩效不挂钩。结果导致流动人口基本公共卫生服务的提供和利用均低于户籍人口，除计划免疫和产前检查服务外，其余基本公共卫生服务或开展率不高，或尚未开展，即存在“结果不均等”的问题[1]。

从本次对北京市流动人口的调查结果看，在服务利用和提供上与全国情况基本相同，也存在“结果不均等”的问题，主要原因有三：

一是人力资源和基本公共卫生服务资金配置尚未将流动人口全部纳入。尽管北京市的政策是按照常住人口配置资源和资金，但因不同基层机构服务人口中流动人口规模和占比差异非常大，地方政府不完全掌握流动人口的实际数量，且有时在短时期内数量变化较大，在操作时就会存在一些社区卫生机构人力资源和资金配置不到位的问题，难以满足为流动人口提供服务的需要。此外，按常住人口配置资源和资金的政策并没有将居住半年以下的流动人口纳入其中，但是仍然要为他们提供计划免疫等服务，导致居住半年以下流动人口数量多的社区，基层人力资源和资金的缺口就会更大。

二是相关政策并没有向流动人口多、占比高的地区倾斜。根据对部分社区卫生机构的调查，由于实行收支两条线管理，在人员经费上一个区是按照同一个标准支付给社区卫生服务中心，各中心人员经费数量的不同只是因人力资源数量不同所致，但如果人力资源配置就没有考虑流动人口，就会导致服务流动人口多的社区卫生中心比服务流动人口少的社区卫生中心资金配置反而少的问题。即使是按照服务人口配置人力资源和资金，由于没有考虑为流动人口提供服务比户籍人口难度大、成本高，而是与户籍人口按照一个标准配置，政策没有向流动人口规模大、占比高的地区倾斜，也是导致流动人口多的地区人力资源和资金缺口大的又一重要原因。

三是激励缺乏针对性。无论是针对社区卫生服务机构还是针对基层医务人员，基本公共卫生服务的考核指标中没有专门针对为流动人口提供服务的指标，成为前述资金配置与流动人口不挂钩的原因之一，也因此影响到基层卫生机构为流动人口提供服务的积极性。为流动人口提供服务付出的更多、得到的更小，不为流动人口提供服务或没有按照要求提供服务并没有任何处罚，在这种既无动力又无压力的情况下，基层提供服务的积极性可想而知。

尽管“均等化”是个未来要实现的目标，并不意味着在现阶段没有差异，而且在相当长的一段时期内不可能做到没有差异，但至少应该从现在起在制度设计上系统考虑，并在操作层面采取必要措施，如在人力资源配置和资金配置时应考虑服务流动人口的数量、成本等实行差别化成本支付，相关政策应该向流动人口多的地区倾斜，在考核指标中也应有针对流动人口特点的评价指标等，以逐步缩小地区之间、城乡之间和人群之间在基本公共卫生服务提供和利用方面的差距，否则，政策目标难以实现，尤其是缩小流动人口与户籍人口的基本公共卫生服务利用差距。这种基本公共卫生服务的提供和利用的“不均等”，将会影响到流动人口社会融合的进程。

（三）流动人口医疗保障相关问题探讨

1. 流入地职工医保参保率主要影响因素探讨

调查结果表明流动人口主要参加户籍所在地的新农合，参加流入地医疗保险的比例较低，主要是参加职工医保和商业医疗保险。调查人群职工医保参保率为13.3%①，说明多数在北京在业、有单位的流动人口并没有参加职工医保，其中43.0%的人是认为“身体好没有必要参加”，13.3%和12.5%的人是因为“不知道该怎么参加”和“不了解该制度”，5.5%的人是因为“单位不给购买”，还有8.6%、2.3%和1.6%的人是因为“交不起保费”、“报销手续繁琐”和“报销比例太低”。归纳这些原因，流动人口个人原因不参保的占60.5%（“身体好没有必要”、“交不起保费”、“报销手续繁琐”和“报销比例太低”），但只有“交不起保费”是直接影响参保的个人因素。由于职工医保是强制参保，除非确实存在职工交不起保费的情况，有单位者理应参加职工医保。但本次调查职工医保参保比例很低，说明被调查者单位在流动人口参保方面并没有发挥积极的作用。

调查结果表明，不同性质用人单位的农民工医保参保率存在较大差异。外商或港澳台商企业或公司农民工参保率最高，但也仅为42.1%，其次是事业单位，参保率为22.1%，私人企业或公司为16.9%，国有企业或公司和个体工商户流动人口仅为13.5%和5.3%。进一步分析发现与单位签订劳动合同者各类保险的参保率均高于与劳务公司签订合同者，更高于未签订劳动合同者。与单位签订合同者职工医保参保率相对较高，为24.3%，而未签订合同者参保率最低，仅为4.5%（表3-2-22和表3-2-23）。

根据相关法规，包括个体工商户在内的各类用人单位均应通过签订劳动合同与劳动者建立劳动关系，以明确双方权利和义务，可以有效地维护用人单位与劳动者的合法权益。但流动人口签订劳动合同的比例较低。本次调查中被调查者与单位或劳务公司签订劳动合同的比例仅为

① 为有效参保率，除外了5.5%回答“不清楚”的人。表2-3-5中职工医保参保率为12.5%。

37.5%，个体工商户和私人企业或公司未签订劳动合同的比例高达84.5%和43.7%，机关事业单位、国有企业或公司和外资或港澳台公司也分别有23.0%、26.8%和21.0%的被调查者没有签订劳动合同。根据北京市的相关政策，用人单位应为与之建立劳动关系的农民工缴纳医疗保险费，如果不签订合同，则不会执行该项政策，但本次调查发现，即使签订了劳动合同，职工医保的参保率也很低。

根据笔者的既往研究[7]，用人单位参保行为包括几类：能够按照政策规定与农民工签订劳动合同，缴纳包括医疗保险、养老保险、工伤保险等在内的全部社会保险；选择性参保，仅为部分农民工缴纳医疗保险费，如在本单位工作十年以上者；不参保，表现为用人单位与农民工不签订劳动合同，仅以口头协议约定工资和食宿安排，也不提供任何社会保险，或用人单位从劳务公司雇用农民工，而用人单位和劳务公司均不为农民工缴纳保费。

用人单位是否为农民工缴纳保费受多种因素影响。一是用人单位考虑参保的支出成本。尽可能降低成本是企业的必然选择。用人单位为农民工缴纳保费，会增加用工成本；若不缴费，但需承担农民工的全部医疗费用。通常用人单位会权衡缴费的成本支出与不缴费带来的医疗费用支出基础上做出选择。确实存在一些小单位，如小餐馆、小企业，原本就微利，确实难以承担保费的情况。但在缺乏有效约束的情况下，即使用人单位有能力承担保费，也会存在既不缴费也不为农民工承担医疗费用的情况。只有政府、社会各方监督到位的情况下，用人单位才会做出遵从政策、为农民工参保的选择。因此，用人单位降低成本的动机、缴费能力不足且监督不到位是影响用人单位参保行为主要因素之一。此外，农民工流动性大，不少单位的农民工干几天或者几个月就走人的情况比较普遍，而政策规定需按年缴纳保费。对于用人单位来说，为工作不到一年的农民工缴纳保费，显然会增加用人成本。因此，流动人口的流动性与现有以稳定就业为基础的医保政策存在矛盾，影响到用人单位的利益，是用人单位参保积极性不高的原因之一。

二是政策和监管的漏洞导致避责行为。部分用人单位从劳务公司雇用农民工，与农民工是劳务派遣关系，而非劳动关系。政策规定与农民工建立劳动关系的单位是医疗保险缴费主体，因而用人单位不需要直接为农民工缴费。而劳务公司与农民工是劳动关系，本应为农民工缴纳保费，但劳务公司反映用人单位支付的费用很低，公司无钱为农民工缴纳保费，或只为部分人缴纳保费以应对核查，否则，就会亏本，而在市场竞争比较激烈的情况下，提高价格就会失去市场。因此，除了前述为降低成本的动机外，这也是劳务公司一种很无奈的选择。之所以劳务公司能够避责，主要原因是监管存在漏洞。人社部门查用人单位，但由于缴费是劳务公司负责，即使职工没有参保，用人单位也不需承担责任。而劳务公司自己不用人，把人都派到各个用人单位，人社部门要监督参保情况，既要在用工单位核查农民工是否参保，又要在劳务公司核查缴费，然后再比对，管理链条长，需要汇总、处理的信息繁杂，再加上农民工流动性很大，在目前用工管理信息化程度较低，或劳务公司在外地的情况下，发现违规行为的成本很高，社保部门反映劳务派遣增加了工作难度。因此，劳务公司降低成本的动机、用人单位支付标准太低、社保部门监督不到位等，是劳务公司尽量逃避缴费责任的主要原因，并成为可能。此外，还大量存在用人单位不与农民工签订合同的情况，也就自然不用执行用人单位应该为与之建立劳务关系的农民工缴纳医疗保险费的政策，这也是用人单位一种避责的常用方法。

三是流动人口维权意识不强。多数流动人口参加了新农合，调查人群中有81.0%①的人参加了新农合，在业有单位的职工中，没有参加职

① 为有效参保率，除外了3.9%回答“不清楚”的人。

工医保的被调查者有 81.9%参加了新农合，没有任何医保者占 13%。因此，即使没有参加职工医保，大多数人患病后能够通过新农合或其他类型医保得到医疗费用补偿。参加新农合者再参加职工医保，重复参保意味着重复缴费，这增加了流动人口的经济负担，因而流动人口对参加职工医保的需求并不很强烈。因此，于原本维权意识就不强的农村流动人口，在这方面维权的主动性就更弱，这是用人单位能够避责的原因之一。

四是缺乏有效的约束机制。既往研究提示外资企业参保率较高[7][8]，本研究中外商或港澳台商企业或公司为职工医保参保率为 42.1%，尽管不高，但也明显高于其他类型单位（最高的事业单位参保率也仅为 22.1%）。实际上外资或港澳台商企业或公司也面临着缴纳保费会提高企业成本、利润减少的问题，但之所以职工医保参保率高，是因为企业或公司原本就比较守规则，以及基于国际公司的商业行为准则约束或基于企业在全球市场的利益考虑。如果是在大陆以外有总公司，在京公司需遵从总公司制订的商业行为准则，若在中国有违规做法，按照所在国家或地区法律将处以巨额罚款。如果在其他国家或地区也有公司，虽然不遵从中国的法规可以在局部获得更多利润，但会使企业社会声誉受损，影响到公司在全球的市场份额。但并非所有的外资企业都能遵守商业行为准则，在监管不严的情况下也存在外资企业不缴费的情况。因此，加大建立有效的约束机制十分重要。但目前对于农民工参保几乎处于监管的空白，除了部分企业遵从商业行为准则和全球市场的考虑而自我约束外，整体看用人单位的违规成本不高，尤其是大陆的用人单位，这也从另一方面解释了为什么外商或港澳台商企业或公司职工医保参保率较高，其他用人单位，尤其是国企、私企和个体工商户参保率较低的原因。

2. 异地就医结算相关问题探讨

调查结果表明，除 9.8%的被调查人群因在北京参加医保，可以报销在北京的住院费用外，回答在北京住院是否可以报销问题的被调查者中，仅有 2.5%的人可以办理异地就医结算，有 30.6%的人尽管参加了医保，但因既不能异地就医结算，也不能回参保地报销住院医药费用，只能自费看病。即使有 66.9%的人虽然不能异地就医结算，但住院后可回参保地报销，也面临着报销比例低、门诊费不能报销、转诊难、看病自己先垫支、报销不方便、很多服务项目报不了等诸多困难，也导致部分人因此而不得不自费看病，或返回家乡就医，甚至不就医。这表明流动人口异地就医“代价”较大，并影响到部分流动人口医疗服务的利用。解决问题的主要途径就是推进异地就医结算。

尽管国家已经将基本解决省内就医异地结算问题纳入 2016 年的工作计划，两年内老年人住院费用可跨省直接结算，但实际上推进医保异地就医结算面临很大挑战。

一是全国医保不联网，而不同地区间、三类医保间的报销目录和报销比例存在较大差异，流入地的医生很难掌握流出地的报销目录，尤其是跨省异地就医结算。一位被访的医生谈到“我怎么知道哪些能报、哪些不能报？很多北京能报的到了外地就不能报，如果开的药回去不能报，病人可能会投诉我。”的确，全国 300 多个市、2800 多个县，多数市、县的医保或新农合报销方案不同，即便是全国医保（新农合）联网、系统自动结算，系统结构和医院操作也会非常复杂，医院管理和医生的工作量会增加很多。且目前筹资水平年年提高，医保（新农合）报销方案也年年变化，若医保管理系统信息更新不及时，将会严重影响异地就医即时结算工作的开展。

二是不同地区经济发展水平不同，医保、新农合筹资水平以及医疗费用水平存在较大差异，医保、新农合支付标准和报销标准也存在较大差异，这就涉及按照什么标准报销和支付的问题。在按项目付费的情况下，目前的政策和实际操作都是执行参保（合）地的起付线、报销比和封顶线规定，但对于报销目录，人社部的医保政策是原则上执行就医地的相关规定；卫计委的新农合政策是执行参合地的报销政策，或参合地经办机构与定点医院协商后执行就医地报销目录。从医保支付的角度，如果执行就医地的报销目录，若参保人在北上广或省会城市医院就医，会增加医保、新农合基金支出；如果执行参保（合）地的政策，要么给就医地医院带来很多麻烦，尤其是在不联网的情况下，几乎就不可能执行，要么有可能参保（合）人自付费用增多。从参保（合）人的角度，北上广及省会城市是优质医疗资源集中的地区，也恰恰是异地就医比较集中的区域，医疗费用相对较高，再加上在统筹地区以外就医的报销比例就比较低，因而异地就医实际报销比通常明显低于在本地就医者，这对于不是专门到城市就医的流动老人来说存在不公平。如果采用预付制，如按病种付费，则很难统一支付标准。对于一些简单的、临床路径变异不大的病种可以做到全国统一，可也有相当比例的病种，不同地区病人的病情严重程度、医疗技术水平、价格、成本、医疗费用存在较大差异，很难做到全国统一，但如果不统一支付标准，又很难操作。即使是全国统一支付标准和报销标准，对于一些地区可能太高了，医保基金压力大；对于一些地区可能太低了，医院亏本运营，可能不愿意接受异地就医病人，参保人保障水平降低。

三是异地监管难、控费难。异地就医费用核查一直是困扰医保管理部门的一个难题，在目前不联网的情况下，经办机构需要花费很多人力、时间和财力鉴别、调查纸质报销材料的真伪，成本非常高。在目前点对点结算（即医保经办机构直接与医疗机构结算）的模式下，区县级医保经办机构难以监管省市级医疗机构行为。一方面，医疗行为是否合理由谁来确定？“说医院不该开这个药、不该做这个检查，可人家是顶级医院的专家，我们这些小科员、区里的小医生说了能算吗？”一位被访的医保经办机构人员如是说；另一方面，各地区医保具体管理规则不完全相同，支付范围也存在很大差异，如果异地医院不遵从参保人所在地的医保管理规则，如不按照参保（合）地的目录提供服务，该如何处理？如果拒付资金，会带来很多矛盾和问题，可能这所医院不再愿意接收该地区的患者，影响到患者的利益，而且在合理医疗行为的情况下也不应拒付，但不拒付又会导致该地区医保基金支出增加，甚至面临超支风险。即使是异地医院确实存在不规范行为，如果采取措施控制，管理成本会很高，因为“鞭长莫及”！

除了所述医保信息化建设滞后、各地医保政策不统一、监管难等难点外，大部分地区并没建立省级结算平台，还是点对点的结算模式，即市县经办机构对口多家医院、医院对口多个市县的经办机构，是结算工作量大、费用结算周期长、市县级医保管理部门难以监管省级医疗机构的主要原因。此外，还存在医保管理部门不能及时对异地就医患者费用进行结算，而让医院较长时间的垫付的问题。这些因素也无疑都会影响到政策的推进。

三、相关建议

（一）基本公共卫生

1. 流动人口基本公共卫生资源配置

一是重新制定或调整基层卫生人力资源配置标准，即按照常住人口或服务人口配置基层卫生人力资源和公共卫生人力资源的配置标准。同时，应考虑到为流动人口提供服务的成本较高，人力资源配置向流动人口规模大、占比高的地区更多倾斜，即为流动人口提供基本公共卫生服务的千人口人力资源配置标准应该高于户籍人口。探索基层卫生人力的流动机制，根据地区流动人口分布的变化情况调整基层卫生人力资源配置。

二是按照常住人口配置基本公共卫生资金，并在考虑为流动人口提供服务成本高的基础上实行差别化成本支付，向流动人口规模大、占比高的地区更多倾斜，即流动人口人均基本公共卫生服务资金应高于户籍人口。随着流动人口基本公共卫生服务提供范围的扩大，应逐步推进按照服务人口配置基本公共卫生资金。

2. 流动人口基本公共卫生服务提供

一是改变基层卫生机构政府直接行政管控的管理方式。调整目前基层卫生机构的政策导向，取消收支两条线管理，减少政府对基层卫生机构的行政直接管控，给基层卫生机构管理者支配收支结余的权力，其中较大比例（政府可规定上限）用于人员分配，以调动基层卫生机构多提供服务的积极性。

二是建立有效激励机制。实施为流动人口提供服务的差别化成本支付和差别化资源配置办法，人力资源和资金配置更多的向流动人口规模大、占比高的地区和社区倾斜。建立流动人口基本公共卫生服务规范、绩效考核制度等，在规范流动人口基本公共卫生服务提供的基础上，资源和资金分配与为流动人口提供服务的数量和质量挂钩，建立起基层卫生机构为流动人口提供基本公共卫生服务的有效激励和约束机制。

3. 缩小人群间基本公共卫生服务利用差距，逐步推进“均等化”

一是探索鼓励流动人口主动利用基本公共卫生的途径和方法。如建立流动人口“健康银行”和“健康币”兑换的试点，即流动人口以户为单位建卡，家庭成员按照要求到基层卫生机构接受基本公共卫生服务，或迁移后主动到当地基层卫生机构登记，可积累一定数量的“健康币”，累积到一定额度，可享受对应“币值”的免费或减免费用的健康服务，包括健康体检、各类医疗辅助检查项目、减免医疗费用等，以提高流动人口主动利用基本公共卫生服务、主动到流入地机构登记的积极性[1]。

二是有计划、有步骤的将所有流动人口逐步纳入到基本公共卫生服务之中。近期，重点项目是健康教育、预防接种、孕产妇健康管理、儿童健康管理等，重点人群是妇女和儿童，服务对象应为所有流动人口，包括居住半年以下的流动人口。以后逐步增加服务项目，将健康档案、慢性病管理等项目纳入，重点是在居住地居住时间较长的流动人口开展工作。目前老年人健康管理和重性精神病管理不是流动人口的突出问题，但对于居住时间较长的流动人口，如果确有需要也应考虑纳入。

4. 改善流动人口基本公共卫生管理

一是完善部门间的协作机制。建立基本公共卫生工作的属地责任，由街道政府负主责，应有专人负责基本公共卫生的协调和管理，并将是否有专人管理以及辖区基本公共卫生工作绩效纳入到街道政府的考核体系中。在此基础上明确政府各相关部门的责任，街道政府负责协调、组织、监督和对居委会的考核；建立流动人口信息登记制度，居委会负责对流入人口实行全员登记并采集相关信息，将信息上报街道；街道政府负责按时向卫生计生部门提供流动人口基数和流动情况等信息；社区卫生中心负责向流动人口提供专业技术服务，卫生计生部门负责对基层卫生机构的监督和考核[1]。

二是加快推进信息化平台建设。推进整合城市内现有卫生信息资源，建立标准统一、资源共享、分级管理、互联互通的基本公共卫生服务信息平台，其中，将流动人口管理作为重要模块，建立统一的信息化操作平台和数据库，以实现地区间、部门间人口管理、基本公共卫生服务和管理信息共享[1]。

（二）基本医疗保险

1. 稳步推进医保异地就医结算工作

政府关注民生、替老百姓办实事、解难题的出发点值得肯定，但考虑到推进医保异地就医结算面临的诸多难点，建议在做好其顶层设计的基础上，逐步创造条件，包括建立省级结算平台、推进公立医院支付制度改革、提升医保、新农合统筹层次等，在此基础上有计划的稳步推进，包括建立跨省就医信息数据库，建立信息交换机制，首先实现跨省就医费用核查，同步推进药品、诊疗、材料、疾病名称的编制编码、推进省级报销目录的统一、探索与定点医疗机构的协议管理以及部分疾病按病种付费等，逐步实现全国医保、新农合信息的互联互通和异地就医即时结算。

2. 加力推进省级结算平台建设，推进流出地省级结算平台与定点医院的结算模式

异地就医即时结算模式包括三种：一是市县经办机构与定点医院的点对点结算模式；二是流出地省级结算平台与定点医院的结算模式；三是流出地省级结算平台与流入地省级结算平台结算、流动入地省级结算平台与定点医院结算模式。对于点对点结算模式，用于市县经办机构对口多家医院、定点医院也要对口多个市县的经办机构，即使是全国联网、系统自动结算，系统结构和医院操作也会非常复杂，不仅结算工作量大、费用结算周期长，更重要的是市县级医保管理部门难以监管省级医疗机构。对于第三种模式，可以借助流入地医保监管的力量，有助于加大对定量医疗机构的监管，减少医保资金的浪费，但在现阶段各方面条件尚不成熟、配套措施尚未到位的情况下，无疑会加大流入地医保的工作量，在没有解决激励机制的情况下，调动流入地医保机构有效管理的积极性难度较大。因此，现阶段应力推第二种模式，一方面，为了有效利用医保资金省级有动力开展相关工作；另一方面，可以减少点对点结算带来的诸多问题。

3. 加快医保制度统筹发展的步伐

流动人口异地就医面临诸多困难的根本原因还是各项医保制度“各自为政”的自我建设和发展以及各地区医保政策差异较大，推进医保制度的统筹发展是解决问题的关键。但目前，缺乏对医保统筹发展的顶层

设计，再加上两个政府部门管理医保、且部门合作欠佳，不仅解决异地就医结算问题难度较大，也不能从根本上解决流动人口与户籍人口享有同等机会参加医保和获得医保补偿的问题。因此，应加大统筹发展医保制度的顶层设计，并逐步推进。

鉴于目前城乡之间、各地区之间经济发展水平差异较大，各个医保制度之间、同一个医保制度在不同地区之间在筹资、补偿水平等方面存在较大差异，短时期医保一体化发展难以实现，但可以通过在多个方面逐步缩小差距，也有助于推进医保一体化发展。对于流动人口，除了推进异地就医结算外，也可考虑部分流动人口在流入地参保。如在居住地居住较长时间、且在业有单位的流动人口以参加职工医保为主，可以不再参加户籍地的新农合；考虑到大城市或省会城市政府担心政府资金补贴居民医保或新农合会因此吸引更多人口进入城市、给城市管理带来压力，可考虑先实行允许流动人口参加流入地的居民医保或新农合，按照流入地标准缴费，其中政府补贴低于户籍人口。

4. 加强对用人单位参保的监督和激励

用人单位是否遵从医疗保险政策规定影响到职工医保参保率。用人单位为流动人口缴费与否，一方面取决于对经济负担的衡量，另一方面与外部约束有关。除外一部分企业自身利润微薄，缴费与否演变成企业生存发展与遵守政策规定的两难选择，如果有强大的外部监督，用人单位在自身经济承受范围内则会为农民工参保，否则，有缴费能力的用人单位也存在不缴费问题。因此，需要从加强对用人单位的监督和调整缴费政策两方面着手。一是政府加强监督，包括监督用人单位与农民工合同的签订情况、为建立劳动关系的农民工缴纳医疗保险费的情况等，并增加用人单位不执行政策的违规成本，强化对其行为的约束。同时，在制定城市农民工医保政策时，要考虑到农民工就医率和医疗费用低的特点，可适当降低费率，调动用人单位为农民工参保的积极性。此外，由于微小和微利企业客观上不具备参保条件，政府可给予税收和融资优惠，在帮助企业发展的同时规范劳动者的社会保障，这也是一些国家实现全民医保的成功经验[7][9]。

5. 规范劳务派遣

劳务公司从事劳动者的招募、培训和管理，因与劳动者建立的是劳动关系，故应承担为其缴纳各项社会保障费的责任。劳务公司通过向用人单位提供具有专业技能的劳动者而获取收益，用人单位向劳务公司支付的费用应包括劳动者个人的工资和社会福利、劳务公司对劳动者技能培训的投入和就业后的管理费用以及劳务公司日常运营费和适当的盈利。但目前市场竞争较大，劳务公司和用人单位资源签订低价合同，是一种市场行为，政府难以直接干预。但如果用人单位支付的费用确实不足，会影响到保费的缴纳。建议将劳务派遣公司和用人单位构成“共同雇主方”，如果因为违反政策规定造成劳务派遣者权益受到损害，如没有参加职工医保，则两方均要承担相应的连带责任并给予经济处罚[7]。

参　考　文　献

[1] 吴明. 流动人口基本公共卫生服务均等化研究，流动人口卫生计生基本公共卫生服务专项调查报告集. 北京：中国人口出版社，2014.

[2] 吴明，等. 北京市外来农村流动人口卫生服务利用状况及其影响因素研究，卫生改革专题调查研究——第三次国家卫生服务调查社会学评估报告. 北京：中国协和医科大学出版社，2004.

[3] 张春生，杨菊华. 应重视解决流动人口社会融合问题. 中国党政干部论坛，2012（11）.

[4] 郭小兰，等. 城市流动人口的社会融合问题研究. 中国城市化，2014，(4).

[5] 朱力. 中国民工潮. 福州：福建人民出版社，2002.

[6] 李培林. 农民工—中国进城农民工的经济社会分析. 北京：社会科学出版

社，2003.

[7] 井明霞，吴明. 农民工用人单位医保参保行为选择的影响因素分析. 中国卫生经济，2011，30（10）.

[8] 黄乾. 农民工医疗保障模式选择影响因素的实证分析. 人口与发展，2009，(06).

[9] Guy Carrin CJ. Social health insurance：Key factors affecting the transition towards universal coverage. International Social Security Review. 2005，58（1）:4-19.

报告四

广州市城市外来农村流动人口卫生服务调查报告

中山大学流动人口卫生政策研究中心
城市外来农村流动人口卫生服务调查课题组

凌　莉　陈　雯　宋笑蕾　韩思琪　邓立伟　邹　霞

第一节　概　　述

一、研究背景、目的

流动人口是在中国户籍制度条件下的一个概念，目前尚无准确和统一的定义，多数文献认为流动人口是指临时离开户籍所在地［县（市、区）］并且跨越一定的辖区范围前往他地、不时返回的人口。这种观点以人户分离作为流动人口的标准，强调了“人”与“户口”的不一致[1]。由农村流向城市的外来农村流动人口是该人群的主体，2013 年占流动人口总数（2.45 亿）的 86.1%[2]。故本研究中特对流出地是农村的流动人口进行研究。

农业人口和非农经济活动大量向城市集中，带来了不可回避的卫生问题。一是由于农村流动人口居住和工作的环境卫生条件差、自身缺乏健康知识和意识、流动性大和缺乏必要的社会融合与支持等原因，农村流动人口成为传染病（结核、性传播疾病、SARS、H5N1 等）感染、传播的高危人群和心理健康问题的高发人群，同时也是我国计划生育服务的重点人群；二是农村流动人口由于自身经济和文化水平的限制，对医疗卫生和公共卫生服务的利用水平较低；三是受到相关卫生政策的限制，农村流动人口在城市缺乏有效的医疗保障，进一步影响了其对医疗卫生服务的利用。

随着国家和社会对流动人口认识的演变以及“以人为本”执政理念的发展，政府对流动人口的卫生政策也从早期的“防范式管理（偏重于传染病防控）”转向“提供服务与注重公平”[3]。在基本医疗服务方面，一方面强调了卫生资源的配置要考虑到流动人口的需要，另一方面重点加强了流动人口的医疗保障覆盖。在新医改确立了“三险一助（城职保、城居保、新农合和医疗救助）”的基本医疗保障格局后，各地政府继续加强了医疗保障体系的整合与统筹层次的提高。目前我国大多数流动人口医疗保险制度仍以保大病和保当期为主，重点在解决农村流动人口进城务工期间的住院医疗保障问题，但农民流动人口大多处于青壮年时期，基本身体素质良好，利用门诊服务的机会远远大于住院服务，且流动性高，所以，许多地区的流动人口医疗保险制度并不能很好地满足人群的实际医疗需求。另一方面，我国不同地区间的医疗保险制度缺乏衔接安排[4]，由于新农合要求医疗费用报销要回户籍所在地，既不方便，成本也高，使得很多农村流动人口不愿意参加或参加后也无法受益。农村流动人口参加城市医疗保险又受到自身经济、雇主行为和政策等多方面原因的限制，使得很多人无力或不愿意参加该类医疗保险。因此，尽管目前在国家层面的医疗保障制度设计上已经将所有人群覆盖，但实际上仍然存在着制度覆盖的空白。在公共卫生服务方面，2009 年原卫生部、财政部和原人口计生委联合印发了《关于促进基本公共卫生服务逐步均等化的意见》；2010 年颁布的《关于创新流动人口服务管理体制推进流动人口计划生育基本公共卫生服务均等化试点工作的指导意见》，提出在全国 49 个城市启动流动人口计划生育基本公共卫生服务均等化试点工作；2011 年颁布的《国家基本公共卫生服务规范》明确规定各项基本公共卫生服务针对辖区内居住的所有居民，包括户籍和非户籍人口。随着一系列政策的出台实施，农村流动人口开始有机会在城市中享受与户籍人口相同的公共卫生服务。

我国在第三次国家卫生服务调查中首次将城市外来农村流动人口卫生服务利用调查纳入其中，于 2003 年和 2008 年进行了两次城市外来农村流动人口卫生服务利用调查。调查结果显示，农村流动人口对医疗机构服务和公共卫生的利用水平较低，医疗机构提供的服务与流动人口需求不相匹配[5]。两次调查为流动人口的卫生政策决策提供了重要的参考依据。但是，以往卫生部门组织的调查偏重于掌握该人群医疗服务利用及疾病的抗风险能力的情况，而流动人口服务管理部门组织的监测又偏重于该人群的一般特征及社会经济状况[1,2,4]，很难将两类资料综合利用。近年来，流动人口的公共卫生服务公平可及等议题越来越受到社会关注，研究关注的焦点正逐步从关注流动人口的内部特征及其健康/卫生服务需求转向缩小流动人口与户籍居民之间在卫生服务可及性与健康水平间的“差距”。

因此，本次研究的目的包括：

（一）了解城市外来农村流动人口的医疗保障情况及基本医疗/公共卫生服务需求。

（二）研究城市外来农村流动人口基本医疗/公共卫生服务利用行为与特点及其影响因素、卫生服务的利用障碍。

（三）探讨改善城市农村流动人口基本医疗/公共卫生服务可及性的主要途径和方法。

二、研究对象

（一）户籍不在广东省的农业人口。

（二）在广州市的居住时间不限，但不包括到广州的目的是观光旅游、短期探亲访友、因公出差、读书或短期培训者等。

（三）与被调查者在广州市共同生活的家庭成员［包括短期（不超过3个月）离开广州者］。

三、主要研究内容

在“全民医保”和“基本公共卫生服务均等化”等新的社会背景和发展目标下，在了解目前城市中农村外来流动人口的医疗保障现状的基础上，重点研究城市外来农村流动人口对基本医疗和公共卫生服务的利用情况，人口、社会和经济特点、健康状况以及流动特征等因素对他们利用卫生服务的影响，发现影响该人群利用卫生服务的主要障碍，寻求改善其卫生服务可及性的途径和方法，为制定相关政策提供依据。

四、调查方法

（一）现有资料收集

1. 有关流动人口卫生服务提供、需要与利用的文献。

2. 广州市流动人口情况及流动人口卫生服务政策、服务提供（种类、价格、数量和可及性）等方面的资料和文件。

3. 第五次国家卫生服务调查广州市户籍人口调查结果。

（二）定量调查

1. 样本量及抽样方法

采用方便抽样方法在广州市抽取符合调查对象选择原则的调查对象1500户，社区入户和工作场所各调查750户。工作场所调查按行业抽样，抽取制造业、批发零售业、住宿餐饮业、社会服务业和建筑业这五大产业的从业人员（2010年流动人口动态监测调查数据表明，流动人口在制造业、批发零售业、住宿餐饮业、社会服务业、建筑业五大行业就业的分别占39.6%、17.9%、10.0%、8.8%和5.8%，共计占82.1%），各产业的流动人口数量约 150 人，调查个人及其在广州市居住的其他家庭成员信息。

2. 调查工具及方法

采用面对面询问式问卷调查的方法，由根据一定标准选择并经过严格培训的调查员，按照事先设计好的《城市外来农村流动人口卫生服务调查表》对调查对象进行问卷调查。

3. 调查内容

《城市外来农村流动人口卫生服务调查表》包括：个人健康及有关情况调查表、调查前两周内病伤情况调查表、调查前一年住院情况调查表、妇幼卫生服务利用情况调查表和家庭一般情况及社会支持调查表 5 个部分。

（三）定性访谈

1. 访谈对象

流动人口 30 人。

选择原则：原则上从定量调查的被调查者中选取，考虑年龄、性别、家庭人口情况、家庭经济状况、医疗保障状况、职业、健康状况和卫生服务利用状况等因素。若非定量调查对象，则同“调查对象纳入标准”。

2. 访谈方法

主要采用个人访谈法：采取一对一访谈方法，由两名调查员根据半结构访谈提纲的内容与被调查对象进行交谈，并记录全部访谈内容。

3. 访谈的内容

①流动人口特点及其变化：到流入地的目的、流动的经历、在城市的心态、社会支持与社会融合情况和未来的打算等；②健康相关行为、求医行为及原因；③卫生服务利用障碍及主要的客观原因；④对卫生服务提供、医疗保障、相关法规和卫生政策的了解程度、感受、看法、态

度、评价以及期望；⑤对基本公共卫生服务需求和利用情况，了解其对基本公共卫生服务提供的看法和满意度，分析阻碍其利用的原因。

第二节　调查人群基本情况

一、调查人群的基本人口学特征

（一）调查范围和调查对象来源

本次调查按照方便抽样原则，主要抽取了广州市的制造业、批发零售业、住宿餐饮业、社会服务业和建筑业这五大产业的从业人员各 150 名，在荔湾区、黄浦区、天河区、海珠区的部分居民社区抽取共 753 户流动人口家庭进行调查。调查对象来源具体见表 4-2-1。

表 4-2-1　2014 年调查流动人口调查地点来源构成

调查地点	调查户数	构成比（%）	调查人数	构成比（%）	户均人数	调查地点的类别	调查户数	构成比（%）
黄浦区	481	32.36	1567	40.14	3.3	社区入户调查	753	50.10
越秀区	411	27.42	742	19.01	1.8	制造业	150	9.98
荔湾区	321	21.42	841	21.54	2.6	批发零售业	150	9.98
花都区	135	9.01	234	5.99	1.7	住宿餐饮业	150	9.98
天河区	105	6.86	430	11.01	4.1	社会服务业	150	9.98
海珠区	22	1.20	36	0.92	1.6	建筑业	150	9.98
白云区	17	1.13	42	1.08	2.5			
番禺区	9	0.60	12	0.31	1.3			
合计	1503	100.00	3904	100.00	2.6	合计	1503	100.00

（二）调查人群性别、年龄、文化程度及婚姻状况

被调查者中，男性占 51.30%，女性占 48.70%，男女比例为 1.05；

被调查者年龄在25~44岁之间的比例（43.53%）高于广州户籍人口①（29.82%），提示流入广州的外来农村流动人口以青壮年为主，与2003年广州外来农村流动人口健康与卫生服务利用调查（以下简称“2003年调查”）结果（年龄22~42岁者占71.4%，42岁以上者占9.5%）相比，中老年人口所占的比例上升明显。调查人群初中及以上文化程度的比例为（85.03%）高于广州户籍人口（75.60%），与2003年调查结果相比，人群的文化程度明显提升（2003年调查中，初中及以下文化程度占81.5%）。调查人群的未婚比例比2003年调查降低30.68个百分点，而在婚比例升高24.46个百分点（表4-2-2）。

表4-2-2　2014年调查流动人口基本人口学特征分布及与户籍人口比较（%）

项目	流动人口	户籍人口*	项目	流动人口	户籍人口*
性别			文化程度（15岁及以上）		
男	51.30	49.78	没上过学	2.12	12.24
女	48.70	50.22	小学	12.86	11.28
男女比例	1.05	0.99	初中	37.87	15.37
			高中	16.46	14.45
年龄（岁）			技工学校、中专（中技）	7.10	15.30
<15	19.40	12.24	大专	6.80	15.86
15~	11.50	11.28	本科及以上	16.80	15.49
25~	24.40	15.37	婚姻状况（15岁及以上）		
35~	19.13	14.45	未婚	16.00	18.82
45~	13.68	15.30	在婚	81.99	74.30
55~	9.00	15.86	离婚	0.54	5.77
≥65	2.88	15.49	丧偶	1.44	1.06
			其他	0.03	0.05

注：性别缺失=13，年龄缺失=183，文化程度缺失=28，婚姻状况缺失=18。

*：户籍人口资料来自第五次国家卫生服务调查广州户籍人口调查结果。

① 指第五次国家卫生服务调查广州户籍人口数据，后同。

（三）15 岁及以上被调查者就业情况

在 2999 位 15 岁及以上的被调查者中，77.10%有工作（包括灵活就业），9.23%为离退休，1.65%为在校学生，2.35%为失业，9.67%为无业，在业者比例高于广州户籍人口（55.18%）（图 4-2-1）。

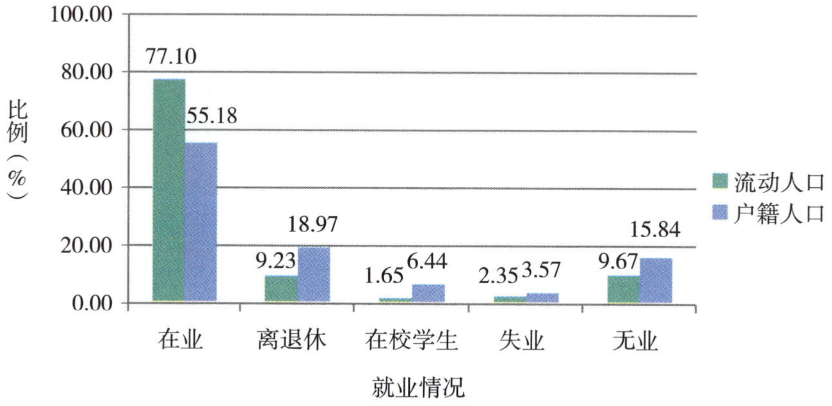

图 4-2-1　2014 年调查流动人口就业情况分布及与广州户籍人口对比（%）

注：就业状况缺失＝21。

2282 位 15 岁及以上被调查者报告了其职业类型，主要分布在批发零售业（20.20%）、制造业（13.63%）和建筑业（10.96%）。男性多集中于批发零售业（18.61%）、建筑业（16.64%）和制造业（13.49%）；女性多集中于批发零售业（22.19%）、制造业（13.81%）和住宿餐饮业（10.06%）（表 4-2-3）。与 2013 年全国流动人口动态监测数据中全国流动人口职业分布情况相比[8]，广州市外来农村流动人口就业有两个鲜明特征：一是服务行业比重较高；二是家庭、家族小微企业或个体工商户数量较多。原因可能是家人或亲戚朋友、老乡在一个作坊里就业，经济利益和血缘关系、亲缘关系相互交织，而且同乡作坊间的联系密切，容易形成高度一致的利益共同体。

不同年龄段被调查者从事的行业有所差别，较年轻的年龄段就业行业多集中于制造、建筑、住宿餐饮等行业；55 岁以上被调查者则主要从事环境卫生和保安（表 4-2-4）。在对保安的定性访谈中了解到，广州市小区保安的工资多年来一直停留在 1800～2000 元/月，没有合同保障和“五险一金”，这样的薪资待遇对年轻人没有吸引力，因此只有退休或临近退休的人员会加入保安队伍，做保安成为一些中老年男性退休后的选择。

不同文化程度被调查者就业行业明显不同，文化程度较低的被调查者多从事环境卫生及建筑业。中等文化程度（初中、高中、中专、中技等）的调查对象就业多集中于批发零售、住宿餐饮及制造业。文化程度较高（大专、本科及以上）的调查对象则多于机关事业单位及制造业就业（表 4-2-5）。

2224 位在业者报告了其劳动强度，结果见表 4-2-6。被调查者每天平均工作 9. 43 小时，每月平均休息 3. 99 天，与 2003 年调查结果基本一致（9. 5 小时/天），高于全国流动人口的平均水平（平均每周工作 54. 6 小时）[8]。每天工作时间最长的行业为护理，达 11. 67 小时，平均每月休息天数最少的也是护理（2. 20 天/月）。

表 4-2-7 展示了 1757 位目前有单位的在业者的工作持续时间及劳务合同签订情况。被调查者从事当前工作年限呈现两极分化的趋势，相当比例的被调查者在当前单位工作时间较长，如工作 5～9 年者占 22. 60%，10 年及以上者占 18. 55%；但同时有 23. 96%的被调查者在当前单位工作不足 1 年。现场定性调查中发现，外来流动人口职业变动频繁，但一旦从事某个职业超过 5 年，多数受访者都会选择坚持做下去。61. 59%的被调查者已签订劳务合同，其中 57. 66%与本单位签订，3. 93%与劳务公司签订。

表 4-2-3　2014 年调查流动人口不同性别 15 岁及以上被调查者的职业分布构成（%）

性别	合计	机关事业单位	制造业	建筑业	运输业	手工业	环境卫生	住宿餐饮业	批发零售业	修理业	护理	保安	理发、按摩、美容	家政服务	其他
合计	100.00	9.20	13.63	10.96	5.39	2.23	4.82	8.28	20.20	1.05	2.89	3.16	2.50	0.96	14.72
男	100.00	7.65	13.49	16.64	7.97	1.97	2.84	6.86	18.61	1.81	0.79	5.13	1.81	0.24	14.20
女	100.00	11.14	13.81	3.85	2.17	2.56	7.30	10.06	22.19	0.10	5.52	0.69	3.35	1.87	15.38

表 4-2-4　2014 年调查流动人口不同年龄段被调查者职业分布构成（%）

年龄（岁）	合计	机关事业单位	制造业	建筑业	运输业	手工业	环境卫生	住宿餐饮业	批发零售业	修理业	护理	保安	理发、按摩、美容	家政服务	其他
合计	100.00	9.20	13.63	10.96	5.39	2.23	4.82	8.28	20.20	1.05	2.89	3.16	2.50	0.96	14.72
15～	100.00	7.89	21.77	15.46	2.52	3.47	0.00	18.93	11.67	1.89	0.32	1.26	6.94	0.63	7.26
25～	100.00	13.50	18.53	6.26	4.05	2.33	0.98	6.87	22.82	1.10	0.98	1.84	1.96	0.25	18.53
35～	100.00	8.77	10.44	11.50	7.41	1.97	4.24	7.26	24.36	0.91	4.24	2.27	1.82	0.61	14.22
45～	100.00	3.96	4.46	14.60	7.92	1.98	13.86	6.19	16.34	0.50	6.44	6.44	1.24	2.97	13.12
55～	100.00	1.23	4.94	18.52	1.23	0.00	20.99	0.00	9.88	1.23	3.70	14.81	2.47	2.47	18.52
≥65	100.00	0.00	0.00	0.00	0.00	0.00	25.00	0.00	75.00	0.00	0.00	0.00	0.00	0.00	0.00

表 4-2-5　2014 年调查流动人口不同文化程度 15 岁及以上被调查者职业分布构成（%）

文化程度	合计	机关事业单位	制造业	建筑业	运输业	手工业	环境卫生	住宿餐饮业	批发零售业	修理业	护理	保安	理发、按摩、美容	家政服务	其他
合计	**100.00**	**9.19**	**13.58**	**10.99**	**5.36**	**2.24**	**4.84**	**8.26**	**20.18**	**1.05**	**2.90**	**3.16**	**2.51**	**0.97**	**14.77**
没上过学	100.00	0.00	8.70	21.74	4.35	0.00	34.78	4.35	13.04	0.00	0.00	0.00	4.35	0.00	8.70
小学	100.00	0.79	6.69	17.32	3.54	4.72	12.60	7.87	24.41	0.79	3.54	5.12	2.36	2.36	7.87
初中	100.00	2.70	12.58	12.58	6.63	3.15	5.96	10.22	21.69	0.90	4.16	4.38	3.03	1.12	10.90
高中	100.00	3.72	15.47	10.32	8.02	1.15	2.87	12.89	20.34	2.01	2.87	3.44	3.44	1.15	12.32
技校、中专（中技）	100.00	9.26	17.90	6.79	1.85	2.47	0.62	8.02	32.72	1.85	1.85	2.47	1.85	0.62	11.73
大专	100.00	21.08	16.87	9.04	3.61	0.60	0.60	4.82	17.47	1.81	1.20	1.81	2.41	0.00	18.67
本科及以上	100.00	27.84	15.55	6.26	3.71	0.46	1.16	2.32	11.14	0.23	1.16	0.23	0.93	0.23	28.77

注：文化程度缺失 = 7。

表 4-2-6　2014 年调查流动人口每天平均工作时间及每月平均休息天数

行　业	调查人数	工作时间（小时/天）	休息天数（天/月）
护理	66	11.67	2.20
批发零售业	443	10.67	2.23
保安	72	10.49	3.13
手工业	45	9.80	2.38
理发、按摩、美容	56	9.50	3.34
建筑业	246	9.34	4.30
修理业	24	9.33	3.67
运输业	116	9.22	4.58
制造业	305	9.14	4.70
家政服务	22	9.05	3.59
住宿餐饮业	188	8.95	3.94
环境卫生	106	8.70	2.77
其他	327	8.60	5.09
机关事业单位	208	8.39	6.40
合计	2224	9.43	3.99

表 4-2-7　2014 年调查流动人口有单位的在业被调查者工作时间及劳务合同签订情况

项目	人数	构成（%）	项目	人数	构成（%）
工作持续时间			劳务合同签订情况		
<1 月	7	0.40	与本单位签订	1013	57.66
1 月～	194	11.04	与劳务公司签订	69	3.93
3 月～	94	5.35	未签订	592	33.69
6 月～	126	7.17	不清楚	83	4.72
1 年～	174	9.90			
2 年～	151	8.59			
3 年～	288	16.39			
5 年～	397	22.60			
10 年～	326	18.55			

二、家庭经济状况

（一）家庭基本情况

被调查家庭在广州人口数为1~9人，家庭平均规模为每户2（1~4）人①。近1/3的被调查者独自一人在广州生活，28.01%是两代人（同子女或父母）共同生活在广州，夫妻二人生活和三代人共同生活的比例均为17.96%，26.40%的家庭有孩子不在广州居住，详见表4-2-8。

表4-2-8　2014年调查流动人口家庭结构和14岁及以下孩子不在广州的情况

家庭结构	家庭数	构成（%）	不在广州的14岁以下孩子数（个）	家庭数	构成（%）
1人	488	32.47	0	1090	73.60
夫妻	270	17.96	1	288	19.45
两代	421	28.01	2	87	5.87
三代	270	17.96	≥3	16	1.08
其他	54	3.59	缺失	22	—
合计	**1503**	**100.00**	**合计**	**1503**	**100.00**

（二）家庭收支情况

被调查家庭人均月收入②范围为0~75000元，平均为（3437.59±4265.05）元，中位数和四分位数间距为2500.00（2000.00~4000.00）元，高于广州户籍人口家庭人均月收入的平均值（1750.75元），比

① 中位数（四分位数间距）。

② 家庭人均月收入、人均月支出、人均食品及医疗保健支出均报告范围、平均数±标准差和中位数（四分位数间距）。

2003 年调查结果（723.7 元）增长 375.00%（2013 年广州市物价比 2003 年物价上涨 25.3 个百分点[9]）。4.13%被调查家庭人均月收入低于 1000 元（2014 年广州市低收入困难家庭认定标准为 900 元）[10]（表 4-2-10），加上外来低收入流动人口在广州无自有住房，这部分家庭在广州维持生计压力较大。

被调查家庭人均月支出范围为 0~30000 元，平均为（1441.11±1316.21）元，略高于广州户籍人口家庭人均月支出的平均值（1148.25 元），中位数和四分位数间距为 1000.00（800.00~1666.67）元，其中人均食品月支出范围为 0~5000 元，平均为（647.91±494.28）元，中位数和四分位数间距为 500.00（375.00~800.00）元，占家庭人均支出比例为 44.96%；医疗、保健等方面的人均月支出范围为 0~7500 元，平均为（67.19±270.96）元，中位数和四分位数间距为 15.00（0.00~50.00）元，占家庭人均支出比例为 4.66%（表 4-2-9）。

表 4-2-9　2014 年调查流动人口家庭经济情况及与以往调查对比

家庭经济情况	流动人口		户籍人口*
	本次调查	2003 年调查	
人均月收入（元）	3437.59	723.7	1750.75
人均月支出（元）	1441.11	447.4	1148.25
食品支出/支出（%）	44.96	33.2	44.20
医疗保健支出/支出（%）	4.66	6.3	8.70

* 户籍人口资料来自第五次国家卫生服务调查广州户籍人口调查结果。

过去一年家庭收支总体情况方面，92.32%的家庭收大于支或收支平衡，这一比例高于 2003 年的调查结果的 75.7%（表 4-2-10）。

表 4-2-10　2014 年调查流动人口调查家庭收支情况

收入（元）	家庭数	比例（%）	支出（元）	家庭数	比例（%）	收支情况	家庭数	比例（%）
0~	58	4.13	0~	441	31.03	收大于支	899	62.78
1000~	275	19.57	1000~	678	47.71	收支平衡	423	29.54
2000~	467	33.24	2000~	215	15.13	支大于收	110	7.68
3000~	240	17.08	3000~	68	4.79	缺失	71	—
4000~	133	9.47	4000~	19	1.34			
5000~	232	16.51	缺失	82	—			
缺失	98	—						
合计	1503	100.00	合计	1503	100.00	合计	1503	100.00

由于部分家庭有 1 人及以上得到了单位或雇主提供的免费食宿，减少了家庭的消费支出，有成员得到免费食宿的家庭人均月支出低于没有成员得到免费食宿的家庭（表 4-2-11）。

表 4-2-11　2014 年调查流动人口被调查者有成员获得免费食宿的家庭经济情况

分组	人均月收入（元）	人均月支出（元）	食品支出/支出（%）	医疗保健支出/支出（%）
不包吃住	3363.17	1505.80	45.17	2.95
1 人包吃住	3760.09	1486.62	43.48	4.14
2 人及以上包吃住	3478.17	1140.33	48.70	7.35
平均	3437.59	1441.11	44.96	4.66

被调查家庭的社会经济地位自评得分平均为48.28±20.74分，中位数和四分位数间距为50（30~60）分，高于2003年调查的平均分40.9分。34.32%的家庭社会经济地位自评得分分布于40~60分之间，自评得分60分以上的家庭占37.89%（图4-2-2）。

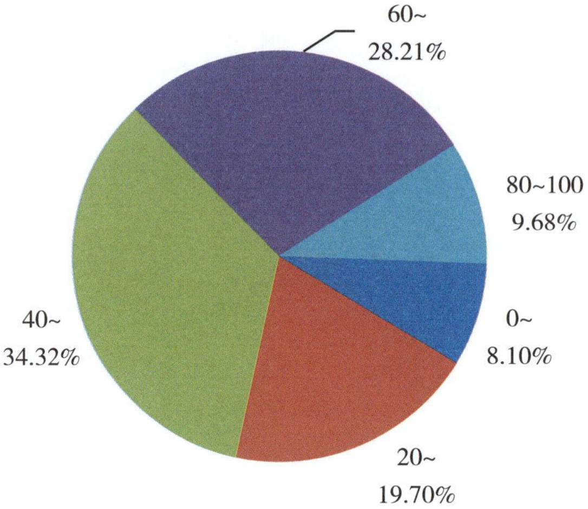

图4-2-2 2014年调查流动人口家庭社会经济地位自评得分分布

注：家庭社会经济自评得分缺失为46。

三、医疗保障状况

（一）社会医疗保险覆盖率

11.99%的被调查者没有任何形式的社会保障。从社会保障类型来看，81.97%的被调查者拥有医疗保险，其次是养老保险，覆盖率为38.70%。医疗保险覆盖率高于2003年调查结果（3.1%），但低于广州户籍人口数据（95.4%）。在被调查者中覆盖率最高的医疗保险形式是新型农村合作医疗（以下简称"新农合"），覆盖率为50.71%；其次是城镇职工医疗保险（24.11%），详见表4-2-12。

表 4-2-12　2014 年调查的流动人口的社会保障和医疗保障状况

社会保障形式	人群覆盖率（%）	医疗保障形式	人群覆盖率（%）
养老保险	38.70	新型农村合作医疗	50.71
失业保险	25.88	城镇职工医疗保险	24.11
生育保险	24.81	城镇居民医疗保险	12.40
工伤保险	27.20	商业医疗保险	6.18
医疗保险	81.97	企业补充医疗保险	1.42
无任何保险	11.99	其他医疗保险	3.65

不同性别医疗保险参保率未见明显差别，但每种医疗保险类型均存在 15 岁以下和 65 岁以上人群参保率较低的现象。文化程度较低的人群购买的保险类型多为新农合，文化程度较高的人群则多购买广州城镇职工医疗保险及居民医疗保险。在业被调查者医疗保险参保率明显高于其他就业状况的被调查者（表 4-2-13）。不同医疗保险类型及组合覆盖率见表 4-2-14，新农合是被调查者参加的主要医疗保险类型。值得注意的是，有 2.73%的被调查者同时购买了新农合和城镇职工医疗保险，属于重复参保。

（二）社会医疗保险使用限制状况

医疗保险使用限制情况以“若在广州住院医疗保险能否使用”作为考量。在有过住院经历的被调查者中，42.16%的被调查者医疗保险能够在广州使用，报销没有障碍，23.90%的被调查者虽然不能在广州使用医疗保险但可回参保地报销，另有 13.47%被调查者在广州及参保地均不能使用医疗保险（图 4-2-3）。定性调查发现，被调查者最想加入的是以“保大病为主”的广州市居民医疗保险，每年缴纳 152 元即可享受门诊慢性病及特定项目报销 600 元/年/人，大病住院还有相应报销。

表 4-2-13　2014 年不同人口学特征流动人口医疗保障覆盖率（%）

项　　目	新农合	职工医保		居民医保		商业医疗保险	其他医疗保险
		广州	户籍地	广州	户籍地		
性别							
男	25.73	7.93	2.35	3.91	1.57	3.39	2.03
女	25.01	7.64	2.69	3.19	1.77	2.81	1.63
年龄（岁）							
<15	6.03	0.08	0.08	2.98	0.16	1.50	1.30
15~	6.39	0.81	0.16	0.56	0.30	0.30	0.66
25~	11.65	8.02	0.59	1.64	0.73	1.89	0.45
35~	10.79	4.78	0.41	1.26	0.54	1.44	0.69
45~	9.90	1.19	1.16	0.35	0.64	0.54	0.42
55~	4.79	0.41	1.89	0.19	0.73	0.42	0.15
≥65	1.01	0.05	0.86	0.03	0.32	0.18	0.06
文化程度（15 岁及以上）							
没上过学	2.74	0.03	0.06	0.15	0.06	0.30	0.13
小学	9.58	0.68	0.49	0.34	0.34	0.40	0.50
初中	25.79	2.84	1.61	1.07	1.20	1.70	1.01
高中	8.59	2.10	1.54	0.83	1.14	0.74	0.70
技校、中专（中技）	2.61	1.20	0.53	0.43	0.31	0.40	0.27
大专	2.05	2.22	0.59	0.49	0.37	0.74	0.23
本科及以上	2.08	9.45	1.11	2.18	0.43	1.67	0.34
就业状况（15 岁及以上）							
在业	41.02	17.55	2.08	4.26	1.79	4.25	2.06
离退休	2.36	0.37	3.39	0.12	1.09	0.37	0.20
学生（≥15 岁）	1.34	0.03	0.00	0.73	0.06	0.27	0.57
失业	1.25	0.18	0.06	0.03	0.12	0.20	0.03
无业	7.08	0.24	0.34	0.49	0.76	0.90	0.33

表 4-2-14 2014 年调查的流动人口不同类型医疗保险覆盖率

医疗保障形式	购买人数	人群覆盖率（%）
新型农村合作医疗		
仅新农合	1464	38.49
新农合+城镇职工医疗保险	104	2.73
新农合+商业医疗保险	46	1.21
新农合+其他医疗保险	57	1.50
城镇职工医疗保险		
仅广州市城镇职工医疗保险	385	10.12
仅户籍地城镇职工医疗保险	129	3.39
广州市城镇职工医疗保险+企业补充医疗保险	2	0.05
城镇职工医疗保险+商业医疗保险	30	0.79
城镇职工医疗保险+其他医疗保险	4	0.11
城镇居民医疗保险		
仅城镇居民医疗保险	226	5.94
城镇居民医疗保险+企业补充医疗保险	4	0.11
城镇居民医疗保险+商业医疗保险	14	0.37
城镇居民医疗保险+其他医疗保险	2	0.05
仅商业医疗保险	70	1.84
仅其他医疗保险	48	1.26
其他情况	245	6.44

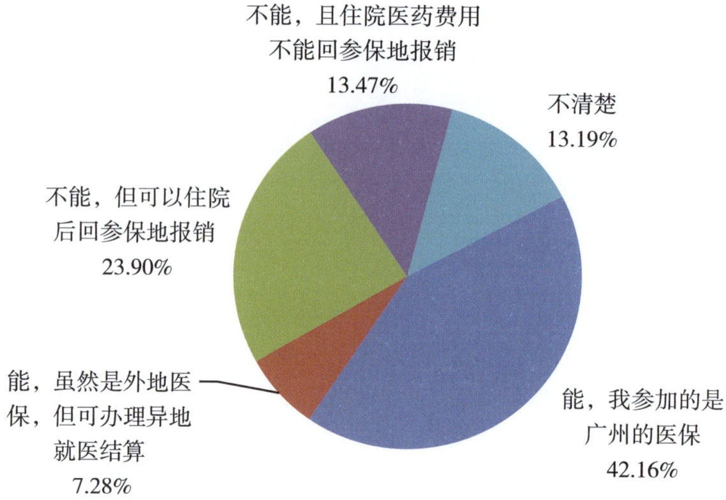

图 4-2-3　2014 年调查流动人口医疗保险使用限制状况构成

（三）未购买医疗保险原因

被调查者未参加各类医疗保险的原因见图 4-2-4，其中因为不了解医疗保险制度或不知如何参加者占 27.87%，18.34%是认为自己身体好没必要买医疗保险，另有 13.94%则是因为难以支付医疗保险费用。在定

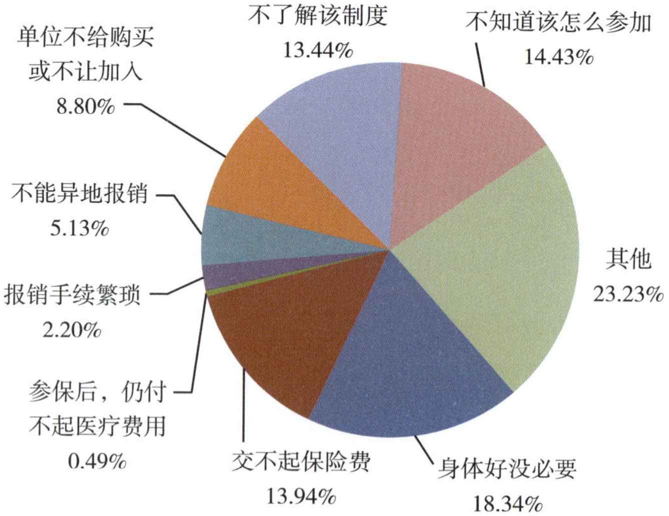

图 4-2-4　2014 年调查流动人口未购买医疗保险原因构成

性访谈中，也有未购买医疗保险的被访者反映“自己不知道什么是医保，平时也不生病”。可见，对医疗保险的必要性缺乏认识或理解有误是目前外来农村流动人口未购买医疗保险的主要原因。

四、流动状况与社会融合

（一）流动状况

总的来说，广州市外来农村流动人口的流出地区几乎遍布全国，但人口流动的地域特征比较明显，如表4-2-15，被调查者来源地最多的前三个省份是湖南（31.84%）、湖北（10.91%）和江西（9.78%），2003年调查则是湖南（29.3%）、四川（20.7%）、广西（12.5%）。

表4-2-15　2014年调查流动人口户籍所在地构成

户籍所在	调查户数	构成（%）	调查人数	构成（%）	户均人数	户籍所在	调查户数	构成（%）	调查人数	构成（%）	户均人数
湖南	487	32.40	1243	31.84	2.6	贵州	31	2.06	53	1.36	1.7
湖北	151	10.05	426	10.91	2.8	河北	22	1.46	44	1.13	2.0
江西	119	7.92	382	9.78	3.2	海南	14	0.93	37	0.95	2.6
广西	175	11.64	353	9.04	2.0	吉林	12	0.80	36	0.92	3.0
河南	101	6.72	268	6.86	2.7	辽宁	8	0.53	31	0.79	3.9
四川	89	5.92	220	5.64	2.5	云南	15	1.00	27	0.69	1.8
福建	69	4.59	217	5.56	3.1	新疆	6	0.40	27	0.69	4.5
重庆	41	2.73	98	2.51	2.4	山西	6	0.40	13	0.33	2.2
黑龙江	23	1.53	81	2.07	3.5	甘肃	3	0.20	11	0.28	3.7
浙江	36	2.40	77	1.97	2.1	天津	2	0.13	6	0.15	3.0
安徽	25	1.66	72	1.84	2.9	内蒙古	2	0.13	4	0.10	2.0
山东	23	1.53	62	1.59	2.7	上海	1	0.07	2	0.05	2.0
江苏	17	1.13	58	1.49	3.4	宁夏	1	0.07	1	0.03	1.0
陕西	23	1.53	54	1.38	2.3	青海	1	0.07	1	0.03	1.0

被调查者累计离家时间中位数为 9 年，四分位数间距为（5~15）年。被调查者在广州累计居住时间中位数为 6 年，四分位数间距是（3~11）年，在广州累计居住时间呈两极分化的态势，以 10 年以上（33.72%）和 1 年以内（12.54%）居多。对于将来养老，有 40.13%的被调查者打算回老家养老，详见表 4-2-16。

表 4-2-16　2014 年调查流动人口的流动情况

项目	人数	比例（%）	项目	人数	比例（%）
累计离家时间（年）			在广州累计居住时间（年）		
<1	228	7.00	<1	431	12.54
1~	176	5.40	1~	280	8.15
2~	109	3.35	2~	202	5.88
3~	109	3.35	3~	220	6.40
4~	186	5.71	4~	219	6.37
5~	170	5.22	5~	244	7.10
6~	199	6.11	6~	209	6.08
7~	166	5.10	7~	148	4.31
8~	181	5.56	8~	206	5.99
9~	123	3.78	9~	119	3.46
≥10	1610	49.43	≥10	1159	33.72
除家乡外曾经居住过的城市（个）			将来养老地点		
1	2098	60.81	在广州	870	24.99
2	814	23.58	回老家	1397	40.13
3	273	7.91	其他地方	26	0.75
4	133	3.86	不确定	725	20.83
≥5	132	3.84	还没有想过	463	13.30

注：累计离家时间缺失=647，在广州居住时间缺失=467，除家乡外曾经居住过的城市缺失=454，将来养老地点缺失=423。

被调查者离开家乡的主要原因是务工经商（52.88%）和投奔在广州发展的亲人（19.84%）。对于选择广州的原因，45.35%的被调查者是因为广州收入水平较高，28.06%是因与家人团聚，13.55%则是认为广州更容易找到工作或更有发展前途，详见表4-2-17。在定性调查中发现，被访者表示主要是“老乡介绍来的”、“好找工作”而选择来到广州，可见外来农村流动人口外出的基本方式依然是依托地缘、亲缘基础上的社会网络启动和展开的。

表4-2-17　2014年调查流动人口流动及选择到广州的原因

离开家乡的主要原因	人数	构成（%）	选择广州的原因	人数	构成（%）
务工经商	1892	52.88	多挣钱或收入高	1566	45.35
婚嫁、投靠亲友	753	21.04	与家人团聚	969	28.06
在流入地出生	311	8.69	更容易找到工作、有发展前途	468	13.55
增加收入、改善生活条件	264	7.38	城市环境更好、生活条件更好	69	2.00
学习、见世面、锻炼自己	253	7.07	学习技术、锻炼自己、见世面	113	3.27
为了孩子接受好的教育	23	0.64	孩子可以接受更好的教育	51	1.48
不愿在家种地	11	0.31	其他	217	6.28
其他	71	1.98	缺失	451	—
缺失	326	—			

（二）社会支持及融合

每户调查1人，采用关系密切的朋友数、可以诉说心事的朋友数以及可以借钱（5000 元为标准）的朋友数三项指标来评价外来农村流动人口的社会支持情况。结果显示 20.73%的被调查者在广州没有关系亲密的朋友；29.46%被调查者在广州没有可以诉说心事的朋友；40.31%被调查者在广州没有可以借 5000 元的朋友。平均每位被调查者在广州有 4（2~8）个关系亲密的朋友；2（0~4）个可以诉说心事的朋友；2（0~3）个可以借 5000 元的朋友①，详见表 4-2-18。

每户调查 1 人，采用能否听懂广州话、与广州人来往密切程度及认为广州人对自己的态度三项指标评价城市外来农村流动人口的社会融合情况。结果显示超过一半（55.92%）的被调查者没有熟练掌握广州话会话能力，46.99%的被调查者表示平时与广州人基本没有来往或来往比较少，16.33%的被调查者认为在广州受到歧视（表 4-2-19）。

表 4-2-18　2014 年调查流动人口社会支持情况

关系密切的朋友数（人）	人数	构成（%）	诉说心事的朋友数（人）	人数	构成（%）	向他/她借 5000 元的朋友数（人）	人数	构成（%）
0	307	20.73	0	439	29.46	0	593	40.31
1	46	3.11	1	129	8.66	1	137	9.31
2	137	9.25	2	285	19.13	2	235	15.98
3	172	11.61	3	207	13.89	3	159	10.81
4	123	8.30	4	98	6.58	4	70	4.76
≥5	696	47.00	≥5	332	22.28	≥5	277	18.83
缺失	22	—	缺失	13	—	缺失	32	—
合计	1503	100.00	合计	1503	100.00	合计	1503	100.00

① 均报告中位数与四分位数间距。

表 4-2-19　2014 年调查流动人口社会融合情况

能否听懂广州话			与广州人来往密切程度			您认为广州人对您的态度		
项目	人数	构成（%）	项目	人数	构成（%）	项目	人数	构成（%）
完全能听懂	378	25.28	基本没有来往	200	13.37	非常歧视	22	1.47
听懂大部分	188	12.58	比较少	503	33.62	有些歧视	222	14.86
听懂一半	93	6.22	一般	318	21.26	完全不歧视	839	56.16
听懂小部分	448	29.97	比较多	345	23.06	说不好	411	27.51
完全听不懂	388	25.95	非常多	130	8.69	缺失	9	—
缺失	8	—	缺失	7	—			
合计	1503	100.00	合计	1503	100.00	合计	1503	100.00

第三节　居民健康与医疗卫生服务利用

一、健康状况

（一）自感健康状况

1676 位面对面接受调查的流动人口的自感健康状况见表 4-3-1。69.55%的被调查者认为自己的健康状况好或很好，略好于 2003 年调查结果（62.5%）；79.53%的被调查者认为自己的健康状况比去年好或差不多；被调查者自我健康状况评分平均为 80.58 分，中位数为 80.00 分。71.45%的被调查者自我健康评分在 80 分及以上（图 4-3-1），说明流动人口的自感健康状况良好。各年龄组男性健康自评分数均高于女性（图 4-3-2）。

表 4-3-1　2014 年调查流动人口自感健康状况

项　　目	构成（%）	项　　目	构成（%）
总体健康状况		与 1 年前健康状况相比	
很好	31.94	好	13.66
好	37.61	差不多	65.87
一般	27.64	较差	18.92
差	2.57	很差	1.07
很差	0.24	说不好	0.48

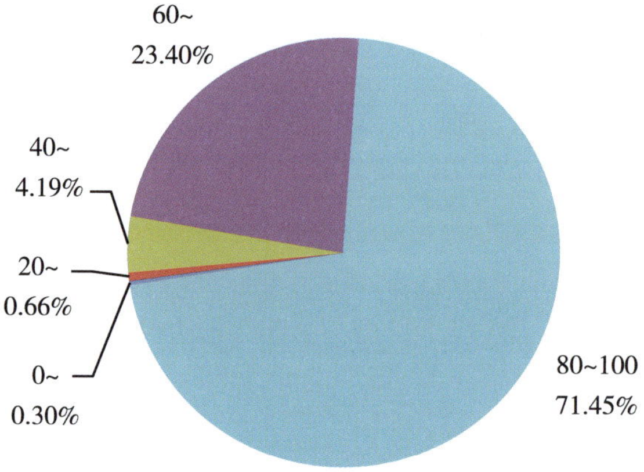

图 4-3-1　2014 年调查流动人口自感健康状况评分分布

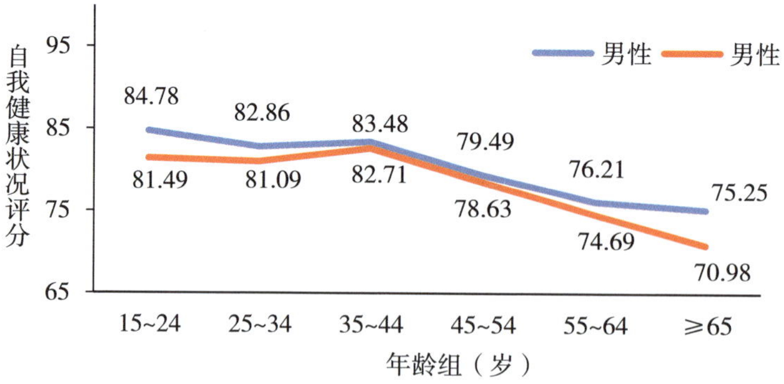

图 4-3-2　2014 年调查流动人口自评健康得分的性别年龄别差异

（二）两周患病情况

卫生服务调查中将“患病”定义为：①自觉身体不适，去医疗卫生单位就诊治疗；②自觉身体不适，未去医疗单位就诊，但采取了自服药物或辅助疗法；③自觉身体不适，未去就诊治疗，也未采取任何自服药物或辅助疗法，但因身体不适休工、休学或卧床 1 天及以上。符合以上 3 种情况之一者为“患病”。国家卫生服务调查通过询问调查前两周内被调查者患病情况来估算两周患病率，用每百人两周内患病人数或者例数（人次数）来表示，本报告采取后种定义。

3904 位被调查者中有 295 人次两周内患病，两周患病率为 7.56%，略低于 2003 年调查结果（7.80%）和广州户籍人口数据（26.58%），详见表 4-3-2。

本次调查中男性两周患病率为 6.88%，女性为 8.75%，均低于广州户籍人口数据（18.44%，22.52%）。年龄别患病率最高的是 45～54 岁组（11.90%），其次是 0～4 岁组（10.06%），除 15～24 岁组和 25～34 岁组外，流动人口其他年龄组两周患病率均低于广州户籍人口，详见表 4-3-3。

表 4-3-2　2014 年调查流动人口两周患病率与以往调查对比

项　目	本次调查		2003 年调查		2013 年广州户籍人口	
	按患病人数	按患病人次	按患病人数	按患病人次	按患病人数	按患病人次
患病人（次）数	289	295	91	93	—	—
调查人数	3904	3904	1193	1193	—	—
患病率（%）	7.40	7.56	7.54	7.80	20.49	26.58

表 4-3-3 2014 年调查流动人口分性别、年龄别两周患病率及与以往调查对比（%）

项目	本次调查	第五次国家卫生服务调查广州户籍人口	第四次国家卫生服务调查城乡合计
性别			
男	6.88	18.44	17.0
女	8.75	22.52	20.7
年龄（岁）			
0~	10.06	10.97	17.4
5~	2.56	5.97	7.7
15~	8.24	4.01	5.0
25~	5.82	4.98	7.5
35~	8.64	10.72	13.6
45~	11.90	21.20	22.7
55~	9.31	37.35	32.3
≥65	8.33	54.89	46.6

表 4-3-4 2014 年调查流动人口各年龄组患病率以性别分层

年龄（岁）	两周患病率（%）	男			女		
		患病人次数	调查人数	两周患病率（%）	患病人次数	调查人数	两周患病率（%）
<15	6.65	30	388	7.73	13	267	4.87
15~	8.24	16	233	6.87	19	192	9.90
25~	5.82	22	426	5.16	30	466	6.44
35~	8.64	24	372	6.45	37	332	11.14
45~	11.90	26	250	10.40	34	253	13.44
55~	9.31	11	153	7.19	20	180	11.11
≥65	8.33	3	52	5.77	6	56	10.71
合计	7.04	132	1874	6.99	159	1746	9.11

注：年龄性别分层缺失 284 人。

将两周患病率按文化程度分组，可以看出对于15岁及以上人口，不同文化程度的两周患病率有较大的差异，由高到低前三位依次是：小学、初中和高中；不同就业状况的流动人口中以无业组人群两周患病率最高（表4-3-5）。

按照疾病病种统计，两周患病率最高的疾病为感冒（3.20%）；按照疾病系统统计，两周患病率最高的为呼吸系统疾病（4.05%），详见表4-3-6。两周患病主要疾病系统的构成情况与2003年调查结果略有变化（呼吸系统疾病与胃肠疾病的构成占比由51.7%上升至65.09%）。流动人口肌肉骨骼结缔组织疾病和损伤中毒及外因结果两周患病顺位（第三位、第四位）高于广州户籍人口数据（第四位、第六位）。

表4-3-5　2014年调查流动人口文化程度及就业状况别两周患病率（%）

分　组	两周患病率	分　组	两周患病率
文化程度（15岁及以上）		就业状况（15岁及以上）	
没上过学	7.35	在业	7.47
小学	12.34	离退休	9.06
初中	9.21	在校学生	2.00
高中	8.59	失业	9.59
技校、中专（中技）	6.70	无业	10.89
大专	8.46		
本科及以上	4.28		

从两周患病的发病时间来看，54.24%患者是急性病在两周内发生，其次为急性病两周前发生延续到两周内（32.54%）和慢性病持续到两周内（13.22%）。

医疗需要不仅反映在患病频数上，同时还表现在疾病的危害程度上。流动人口两周内每千人患病日数为 714 天，高于 2003 年调查结果（481 天），但远低于广州户籍人口数据（3059 天）。两周内每千人休工天数、休学天数（40 天，16 天）低于广州户籍人口数据及第四次国家卫生服务调查结果[11]，详见表 4-3-7。

表 4-3-6　2014 年调查流动人口两周患病前 10 位疾病构成和疾病系统构成

疾病	两周患病率（%）	构成（%）	疾病系统	两周患病率（%）	构成（%）
感冒	3.20	42.37	呼吸系统疾病	4.05	53.56
咳嗽	0.36	4.75	消化系统疾病	0.87	11.53
外伤	0.26	3.39	肌肉骨骼系统和结缔组织疾病	0.74	9.83
高血压	0.18	2.37	损伤、中毒和外因的结果	0.46	6.10
头痛	0.18	2.37	神经系统疾病	0.36	4.75
牙痛	0.18	2.37	泌尿生殖系统疾病	0.26	3.39
腰痛	0.18	2.37	循环系统疾病	0.26	3.39
头晕	0.13	1.69	内分泌、营养和代谢疾病	0.18	2.37
发热	0.10	1.36	皮肤和皮下组织疾病	0.18	2.37
烫伤	0.10	1.36	眼和附器疾病	0.08	1.02
其他疾病	2.69	35.59	精神和行为障碍	0.05	0.68
			耳和乳突疾病	0.03	0.34
			血液和造血器官疾病	0.03	0.34
			肿瘤	0.03	0.34
合计	7.56	100.00	合计	7.56	100.0

表 4-3-7　2014 年调查流动人口两周患病疾病严重程度及与以往调查比较（天）

项目	本次调查	2003 年调查	第五次国家卫生服务调查广州户籍人口	第四次国家卫生服务调查城乡合计
每千人患病天数	714	481	3059	1537
每千人休工天数	40	79	46	90
每千人休学天数	16	—	96	44
每千人卧床天数	51	—	113	185

表 4-3-8　2014 年调查流动人口性别、年龄别两周患病疾病严重程度（天）

项目	每千人患病天数	每千人休工天数	每千人休学天数	每千人卧床天数
性别				
男	697	49	22	57
女	729	32	11	46
年龄（岁）				
<15	614	0	91	86
15~	514	17	0	11
25~	625	63	10	50
35~	649	72	0	64
45~	897	57	0	53
55~	881	0	0	39
≥65	989	0	0	11

二、门诊服务利用

（一）两周患病就诊情况

1. 总体情况

最近两周内患病的被调查者中有 139 人曾到医疗机构就诊，就诊人次数为 231 人次，两周就诊率为 5.92%，高于 2003 年调查结果（5.45%），低于广州户籍人口数据（18.86%）（表 4-3-9）。每名两周内患病的被调查者平均就诊 1.63±1.28 次，略高于 2003 年调查结果的 1.4 次，说明广州的外来农村流动人口患病后会寻求一定的医疗卫生服务。但定性访谈中发现，部分被调查者为了减轻经济负担，患病后不会及时就诊，而是选择“先自己熬一熬，不行再去医院看”，某种程度上压抑了卫生服务需求。

表 4-3-9　2014 年调查流动人口的两周患病就诊情况及与以往调查比较

项　　目	本次调查		2003 年调查		2013 年广州户籍人口
	按就诊人数	按就诊人次	按就诊人数	按就诊人次	按就诊人次
就诊人（次）数	139	231	39	65	—
调查人数	3904	3904	1193	1193	—
就诊率（%）	3.56	5.92	3.27	5.45	18.86

2. 不同人口学特征人群两周患病就诊情况

35 岁以下各年龄组流动人口两周就诊率略低于户籍人口，35 岁及以上各年龄组两周就诊率则明显低于户籍人口，详见表 4-3-11。按性别分层分析，多数年龄段女性的就诊率高于男性，可能与男性对自我健康的关注度弱于女性有关（表 4-3-12）。数据显示无工作的被调查者就诊率（9.29%）高于有工作的被调查者（4.27%）；有单位的被调查者就诊率（4.88%）高于无单位的被调查者（2.07%）；有医疗保险的被调查者就诊率（6.38%）高于无医疗保险的（3.64%），详见表 4-3-13。192 位过去两周患病的被调查者购买了医疗保险，仅购买新农合或广州居民医疗保险者患病后就诊的比例较低，分别为 43.61%和 33.33%（表 4-3-14）。

表 4-3-10　2014 年调查流动人口两周患病处理方式以及就诊次数构成

项　　目	构成（%）	就诊次数	构成（%）
两周患病处理方式构成（按就诊人次）		1	62.88
两周内就诊	47.78	2	19.70
两周前就诊	5.80	3	8.33
自我医疗	29.01	4	4.55
未采取任何治疗措施	17.41	5	3.03
		6	0.00
		7	0.76
		8	0.76

表 4-3-11　2014 年调查流动人口性别、年龄别两周就诊率及与以往调查比较（%）

项目	本次调查	第五次国家卫生服务调查广州户籍人口	第四次国家卫生服务调查城乡合计
性别			
男	5.96	16.09	13.1
女	6.30	21.62	16.0
年龄（岁）			
0~	13.21	19.12	24.8
5~	3.33	7.56	9.1
15~	3.50	5.03	4.7
25~	4.74	4.84	6.1
35~	6.18	12.08	11.4
45~	8.06	16.74	16.0
55~	4.78	30.37	21.6
≥65	7.48	49.89	30.3

表 4-3-12　2014 年调查流动人口以性别分层的各年龄组两周就诊情况

年龄（岁）	就诊率（%）	男			女		
		就诊人次数	调查人数	就诊率（%）	就诊人次数	调查人数	就诊率（%）
<15	8.77	48	410	11.71	14	297	4.71
15~	2.47	1	85	1.18	3	77	3.90
20~	4.14	6	149	4.03	5	117	4.27
25~	4.74	17	433	3.93	26	475	5.47
35~	6.04	11	378	2.91	32	334	9.58
45~	7.86	19	252	7.54	21	257	8.17
55~	4.78	8	154	5.19	8	181	4.42
≥65	7.48	4	51	7.84	4	56	7.14
合计	6.13	114	1912	5.96	113	1794	6.30

注：按年龄性别分层后人数缺失为 198。

表 4-3-13　2014 年调查流动人口基本人口学特征及医疗保险对就诊率的影响

项　　目	就诊人次数	调查人数	就诊率（%）	项　　目	就诊人次数	调查人数	就诊率（%）
是否有工作				婚姻状况（15 岁及以上）			
是	103	2413	4.27	未婚	38	624	6.09
否	81	872	9.29	已婚	138	2594	5.32
是否有单位				离婚	5	16	31.25
是	93	1907	4.88	丧偶	2	51	3.92
否	10	483	2.07	其他	1	4	25.00
家庭规模				文化程度（15 岁及以上）			
1 人	32	480	6.67	没上过学	17	152	11.18
2 人	32	671	4.77	小学	39	449	8.69
3 人	79	799	9.89	初中	59	1180	5.00
4 人	36	904	3.98	高中	28	509	5.50
5 人	43	842	5.11	技校、中专（中技）	10	216	4.63
6 人	5	138	3.62	大专	14	209	6.70
7 人	0	20	0.00	本科及以上	17	542	3.14
8 人	0	16	0.00	医疗保险			
				有	199	3118	6.38
				无	25	686	3.64

表 4-3-14 2014 年调查流动人口不同医疗保障患病后就诊情况

医疗保障	患病人数	就诊人数	就诊比例（%）
仅新农合	133	58	43.61
新农合+商业医疗保险	3	2	66.67
新农合+其他医疗保险	4	3	75.00
户籍地职工医疗保险	15	8	53.33
户籍地居民医疗保险	8	6	75.00
广州居民医疗保险	15	5	33.33
仅商业医疗保险	8	6	75.00
仅其他医疗保险	6	3	50.00
合计	**192**	**91**	**47.40**

3. 首诊机构构成

两周患病就诊者首选的就诊机构主要为综合性医院（73.53%），其后依次是私人诊所（11.76%）、卫生院/社区卫生服务中心（9.56%）及卫生室（站）（3.68%），详见图 4-3-3。多数被调查者首选就诊机构为综合医院，与我国当前分级诊疗制度建设尚不健全和各级医疗机构门

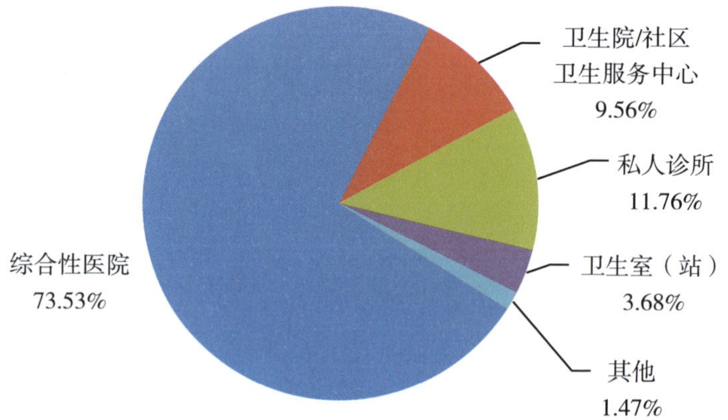

图 4-3-3 2014 年调查流动人口两周患病就诊机构构成

诊费用没有拉开明显级差有直接关系。定性调查中发现建筑工人和餐饮业服务员去私人诊所的比例较高，原因可能是这些职业的流动人口看病的时间成本较高，例如建筑工人的月收入直接与上班时间相关，因此他们更多选择距离较近、看病较方便的私人诊所就诊。

4. 就诊费用

就诊者的次均费用为389.85元，中位数为200.00元，高于2003年调查结果（96.1元）和广州户籍人口数据（160.94元）。次均费用的分布具体见表4-3-15。

表4-3-15　2014年调查流动人口门诊医疗费用情况

每次门诊费用（元）	构成（%）	医疗机构	次均费用（元）
0~	15.71	私人诊所	250.33
10~	0.00	卫生室站	109.60
20~	4.29	社区卫生服务中心	142.27
50~	12.86	医院	449.62
100~	15.71	其他	600.00
200~	13.57		
300~	15.71		
500~	10.00		
1000~	12.14		
合计	**100.00**		

不同医疗机构的次均费用明显不同。卫生室站、社区卫生服务中心的次均费用较低，分别为109.60元和142.27元，私人诊所略高（250.33元），医院高于前三者（449.62元）（表4-3-15）。与既往调查中流动人口基于私人诊所的低费用而优先选择有所不同，随着广州市在社区卫生服务

中心实行药品零差率销售，取消药品加成，社区卫生服务中心就诊病人药费负担逐年降低，许多常见疾病治疗费用已经低于私人诊所。

居民除了支付门诊医疗费用外，就医过程中支付的其他费用（如交通费等）称为门诊就医间接费用。调查结果显示，被调查者门诊就医间接费用平均为23.86元，高于2003年调查结果（6.2元）和广州户籍人口数据（18.19元）。门诊就医间接费用分布具体见图4-3-4。

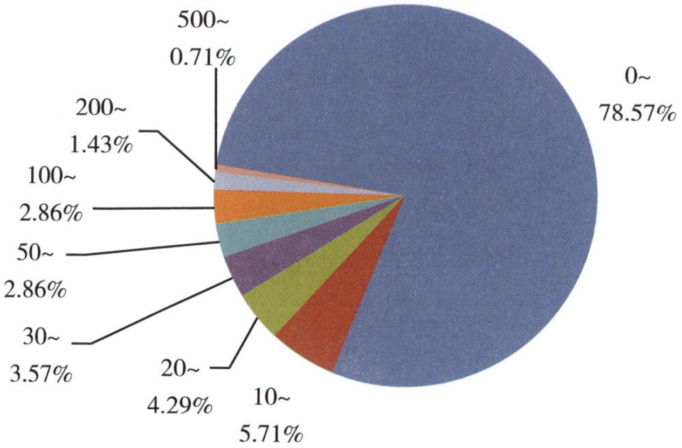

图4-3-4 2014年调查流动人口门诊就医间接费用（元）构成

5. 首诊机构患者评价及满意度

被调查者中患者首诊总体满意度为54.48%，低于广州户籍人口（71.3%）。就诊者对门诊服务提供的感受和评价见表4-3-16。相当比例的被调查者对就诊机构不满意，其中技术水平低（35.71%）、服务态度差（21.43%）和医疗费用高（14.29%）是主要原因（图4-3-5）。户籍人口对就诊机构不满意的主要原因分别是医疗费用高（35.4%）、等候时间过长（22.8%）和技术水平低（14.2%）。在定性访谈中，有被调查者提到，在就诊过程中希望医生和护士优先使用普通话与他们沟通，他们最希望能够得到省时、省钱、不受歧视的医疗服务。

表 4-3-16　2014 年调查流动人口对门诊服务提供的评价 n（%）

项目	很短（很好）（完全能理解）（很信任）（不贵）	较短（好）（理解部分）（信任）	一般	长（差）（不信任）	很长（很差）（完全不能理解）（很不信任）（贵）	不清楚	合计
就诊所花时间	30（22.22）	31（22.96）	37（27.41）	14（10.37）	23（17.04）	0（0.00）	135（100.00）
就诊机构的环境	18（13.33）	61（45.19）	48（35.56）	7（5.19）	1（0.74）	0（0.00）	135（100.00）
医护人员向您解释问题的态度	30（22.22）	65（48.15）	32（23.7）	3（2.22）	3（2.22）	2（1.48）	135（100.00）
医护人员向您解释治疗方案的清晰程度	37（27.61）	51（38.06）	36（26.87）	2（1.49）	3（2.24）	3（2.24）	134（100.00）
对医护人员讲解的理解程度	109（81.34）	18（13.43）	0（0.00）	0（0.00）	4（2.99）	3（2.24）	134（100.00）
医护人员倾听您述说病情的认真程度	32（23.70）	60（44.44）	38（28.15）	1（0.74）	1（0.74）	3（2.22）	135（100.00）
对医务人员的信任程度	27（20.00）	72（53.33）	21（15.56）	10（7.41）	1（0.74）	4（2.96）	135（100.00）
就诊的花费	27（20.00）	0（0.00）	39（28.89）	0（0.00）	69（51.11）	0（0.00）	135（100.00）

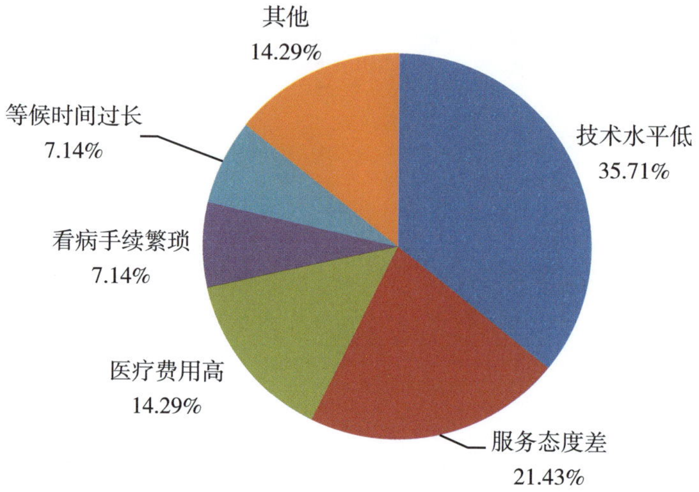

图 4-3-5　2014 年调查流动人口就诊不满意原因构成

（二）两周患病未就诊比例

两周患病未就诊比例是指两周内患病者中未去医疗机构就诊的次数（不包括两周前已就诊延续至两周内仍在治疗）与两周患病总次数的百分比。本次调查两周患病未就诊患者的比例为 46.42%，低于 2003 年调查结果（57.1%），高于广州户籍人口数据（25.46%）。性别间未就诊比例无明显差异；年龄别两周患病未就诊比例呈“M”形分布，低年龄组（<15 岁）、25～34 岁组和高年龄组（≥65 岁）未就诊比例较低，其余年龄组未就诊比例较高，但差异不大；初中、高中、技工学校或中专学历的患者两周患病未就诊比例较高（表 4-3-17）。

被调查者未就诊的主要原因是自感病轻认为没必要去医疗机构（63.91%），其次分别是无时间（9.02%）和就诊麻烦（8.27%），详见图 4-3-6。广州户籍人口未就诊的主要原因则是自感病轻（54.03%）、就诊麻烦（8.66%）和经济困难（8.36%）。与2003年调查相比，未就诊的主要原因有变化［自感病轻（46.2%）、费用高（38.5%）、经济困难（38.5%）］。

表4-3-17　2014年调查流动人口性别、年龄别、文化程度别未就诊比例差异

项　　目	两周患病未就诊比例（%）	项　　目	两周患病未就诊比例（%）
性别		文化程度（15岁及以上）	
男	44.36	没上过学	27.78
女	48.13	小学	38.30
		初中	52.88
年龄（岁）		高中	54.76
<15	25.58	技校、中专	64.29
15~	63.64	大专	38.89
20~	66.67	本科及以上	42.86
25~	40.38	就业状况（15岁及以上）	
35~	47.54	在业	54.75
45~	50.85	离退休	48.15
55~	53.33	在校学生	25.00
≥65	33.33	失业	42.86
		无业	23.40

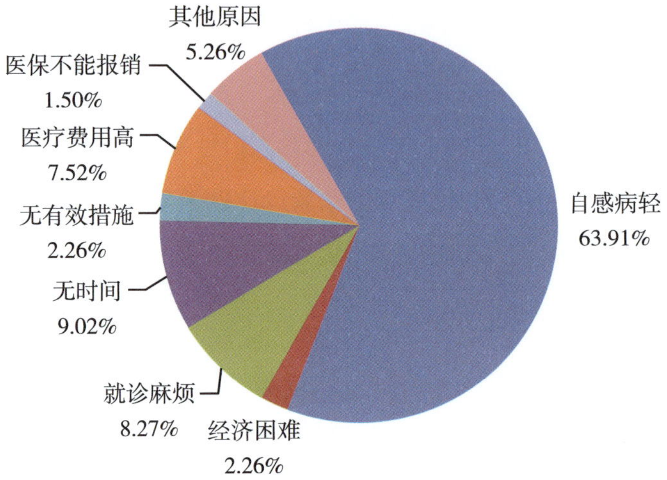

图 4-3-6　2014 年调查流动人口两周患病未就诊的原因构成

（三）两周患病自我医疗情况

自我医疗指两周患病者未去医疗机构就诊治疗，仅采取了自服药物（包括药店购药）或理疗等其他方式对病伤进行治疗。自我医疗比例指每一百个病例中采取自我医疗的例数。调查人群两周自我医疗比例为 53. 58%。随着年龄增加，自我医疗率逐渐升高（表 4-3-18），可能与中老年患病较频繁、“久病成医”有关。定性访谈中也有被调查者表示长期给自己“看病”，已经是半个医生了。

自我医疗者均服用过药物，药品来源主要是从药店新买（65. 90%），其次是家里原有药物（19. 70%）（图 4-3-7）。在定性调查中发现大多数被调查者认为在药店咨询药师比去医院诊治花费少且节约时间，故药店买药成为病后自我医疗的主要方式。

表 4-3-18 2014 年调查流动人口性别、年龄别、文化程度别自我医疗比例

分组	两周患病自我医疗比例（%）	分组	两周患病自我医疗比例（%）
性别		文化程度别（15 岁及以上）	
男	50.00	没上过学	33.33
女	56.64	小学	48.89
		初中	48.91
年龄（岁）		高中	60.00
<15	51.28	技校、中专	72.73
15~	48.48	大专	56.25
25~	51.06	本科及以上	63.16
35~	51.79	就业状况（15 岁及以上）	
45~	50.94	在业	53.99
55~	68.00	离退休	65.22
≥65	77.78	在校学生	50.00
		失业	71.43
		无业	35.71

自我医疗的例均费用为 131.78 元（中位数为 50.00 元）。76.00%的调查对象自我医疗费用在 100 元以内，其中低于 20 元的占 16.00%，低于 40 元的占 36.00%（图 4-3-8）。自我医疗费用远低于门诊服务利用费用，可能与该人群所患疾病较轻、多数为感冒头痛等有关。

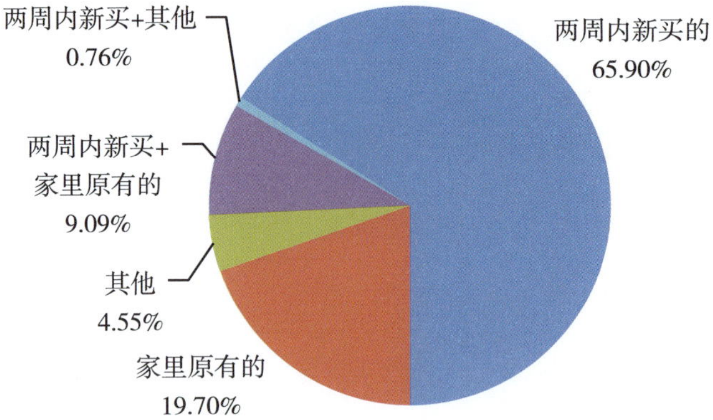

图 4-3-7　2014 年调查流动人口自我医疗药品来源构成

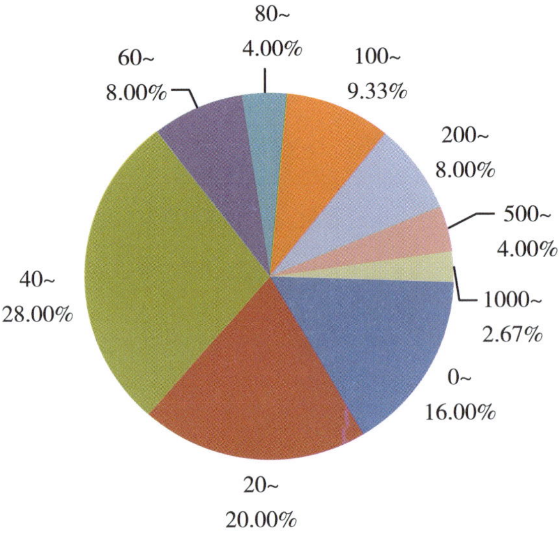

图 4-3-8　2014 年调查流动人口自我治疗费用（元）构成

三、住院服务利用情况

（一）住院情况

1. 住院率

住院率用每百人口（或每千人口）年住院人次数表示。被调查者过去1年住院1次、2次、3次、4次的人分别有199人、13人、1人和1人，住院率为5.71%，高于2003年调查结果（1.51%），但低于广州户籍人口数据（6.94%）（表4-3-19）。

表4-3-19　2014年调查流动人口过去一年住院情况及与以往调查比较

项　　目	本次调查		2003年调查		2013年广州市
	按住院人数	按住院人次	按住院人数	按住院人次	按住院人次
住院人（次）数	213	223	14	18	—
调查人数	3904	3904	1193	1193	—
住院率（%）	5.46	5.71	1.17	1.51	6.96

被调查者男性住院率（2.30%）低于户籍人口（5.62%），而女性住院率（9.48%）则高于广州户籍人口（8.30%）；除15~24岁组和25~34岁组外，其他各年龄组流动人口年住院率均低于广州户籍人口，详见表4-3-20。按性别分层后可见多数年龄组女性住院率高于男性（表4-3-21）。有医疗保险者住院率（6.25%）高于无保险者（4.08），无工作者住院率（10.89%）高于有工作者（4.81%）。按是否有工作单位和文化程度分组后的住院率详见表4-3-22。同时购买户籍地职工医疗保险和商业医疗保险人群的住院率为最高达33.33%，其次为合并购买新农合及商业医疗保险者和合并购买广州居民医疗保险及商业医疗保险者，分别为13.46%和11.54%。医保的使用限制可能影响被调查者的住院治疗意愿（表4-3-23）。

表 4-3-20 2014 年调查流动人口年住院率及与以往调查对比（%）

项目	本次调查	第五次国家卫生服务调查广州户籍人口	第四次国家卫生服务调查城乡合计
性别			
男	2.30	5.62	6.0
女	9.48	8.30	7.6
年龄（岁）			
0~	2.59	5.26	8.1
5~	0.91	1.08	2.1
15~	6.78	2.59	4.6
25~	9.36	5.80	6.9
35~	2.81	3.09	4.7
45~	4.72	4.74	6.2
55~	9.25	10.05	9.3
≥65	11.21	19.38	15.3

表 4-3-21 2014 年调查流动人口以性别分层的各年龄组住院情况

年龄（岁）	住院率（%）	男			女		
		住院人次数	调查人数	住院率（%）	住院人次数	调查人数	住院率（%）
<15	1.84	8	410	1.95	5	297	1.68
15~	3.09	1	85	1.18	4	77	5.19
20~	9.02	1	149	0.67	23	117	19.66
25~	9.36	5	433	1.15	80	475	16.84
35~	2.81	5	378	1.32	15	334	4.49
45~	4.72	10	252	3.97	14	257	5.45
55~	9.25	7	154	4.55	24	181	13.26
≥65	11.21	7	51	13.73	5	56	8.93
合计	5.77	44	1912	2.30	170	1794	9.48

注：按年龄性别分层后人数缺失为 198。

表 4-3-22　2014 年调查流动人口不同人口学特征、医保购买情况别的住院情况

	住院人次	住院率（%）		住院人次数	住院率（%）
有无医疗保险			文化程度		
有	195	6.25	没上过学	4	2.63
无	28	4.08	小学	27	6.01
是否有工作			初中	58	4.92
是	116	4.81	高中	33	6.48
否	95	10.89	技校、中专	13	6.02
是否有单位			大专	26	12.44
是	96	5.03	本科及以上	52	9.59
否	19	3.93			

表 4-3-23　2014 年调查不同医疗保障类型流动人口的住院情况

医疗保障类型	住院人数（人）	调查人数（人）	住院率（%）
新农合	87	1571	5.54
新农合+商业医疗保险	7	52	13.46
新农合+其他医疗保险	2	60	3.33
户籍地职工医疗保险	15	141	10.64
广州职工医疗保险+商业医疗保险	3	27	11.11
户籍地职工医疗保险+商业医疗保险	2	6	33.33
广州居民医疗保险	14	246	5.69
户籍地居民医疗保险	10	111	9.01
广州居民医疗保险+商业医疗保险	3	26	11.54
户籍地居民医疗保险+商业医疗保险	1	10	10.00
商业医疗保险	5	70	7.14
其他医疗保障	1	48	2.08
合计	150	2368	6.33

2. 住院原因构成及住院机构分布

调查人群住院的最主要原因为分娩（47.09%），其次为疾病（43.50%），再次为损伤中毒（2.69%），而广州户籍人口住院原因主要是疾病（76.93%）、分娩（13.79%）和损伤中毒（4.51%），详见表4-3-24。调查人群住院者在市级以上综合医院住院的比例占87.84%，高于2013年第五次国家卫生服务调查的25.2%[12]，在区县级医院住院的病人占8.11%，在卫生院或社区卫生服务中心住院的病人占2.25%（图4-3-9）。

表4-3-24　2014年调查流动人口住院者住院原因构成及与户籍人口比较（%）

住院原因	流动人口	户籍人口*
疾病	43.50	76.93
损伤中毒	2.69	4.51
康复	0.45	0.88
计划生育	0.90	0.06
分娩	47.09	13.79
健康体检	1.35	1.07
其他原因	4.04	2.76

*：户籍人口资料来自第五次国家卫生服务调查广州户籍人口调查结果。

3. 住院病种构成

从住院病种看，流动人口住院病种多为病情较轻、费用较低的疾

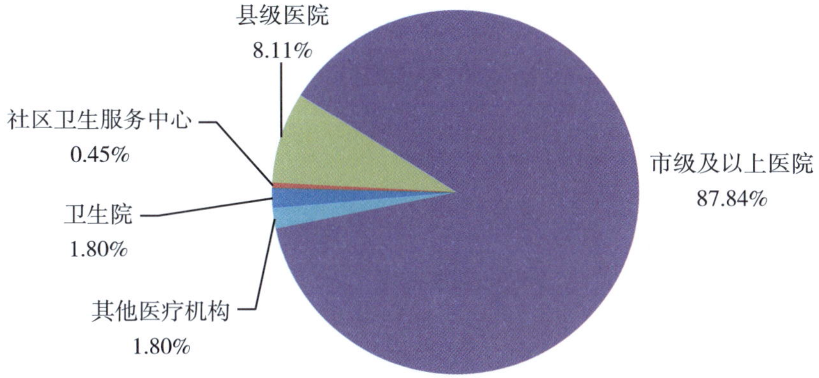

图 4-3-9　2014 年调查流动人口住院机构分布

病。按 ICD-10 编码分类，住院构成最高的五类疾病为妊娠、分娩和产褥期，呼吸系统疾病，消化系统疾病，泌尿生殖系统疾病，损伤、中毒和外因，其中 48. 87%的住院者为妊娠、分娩和产褥期相关原因（表 4-3-25）。

4. 平均住院天数和手术情况

调查前一年内出院病人平均住院天数为 7. 32±6. 03 天，低于户籍人口（10. 87 天），在广州以外地区住院的被调查者（占 43. 69%）平均住院天数（7. 74 天）略高于在广州住院的被调查者（6. 98 天），各级医疗机构住院天数有差异，市级以上医院住院天数（7. 43 天）最高，详见表 4-3-26。调查人群住院病人中手术病人占 50. 00%，远高于第四次国家卫生服务调查住院病人中手术病人的比例（29. 0%）[11]。在定性调查中发现，住院病人中手术病人次比例上升的原因是流动人口整体较健康，一般因慢性病住院比例较少，多数都是急性疾病入院治疗，客观上提高了手术的比例。

表 4-3-25　2014 年调查流动人口住院病种系统别构成

疾病分类	人次数（人次）	构成（%）
妊娠、分娩和产褥期	109	48.87
呼吸系统疾病	19	8.52
消化系统疾病	18	8.07
泌尿生殖系统疾病	13	5.83
损伤、中毒和外因的结果	10	4.48
循环系统疾病	10	4.48
传染病与寄生虫病	9	4.04
内分泌、营养和代谢疾病	7	3.14
耳和乳突疾病	6	2.69
肿瘤	6	2.69
肌肉骨骼系统和结缔组织疾病	4	1.79
精神和行为障碍	4	1.79
眼和附器疾病	3	1.35
血液和造血器官疾病	2	0.90
其他	3	1.35
合计	223	100.00

表 4-3-26　2014 年调查流动人口不同医疗机构住院者平均住院天数及构成

住院医疗机构	平均住院天数（天）	构成（%）
卫生院	5.75	1.80
社区卫生服务中心	1.00	0.45
县级医院	7.29	8.11
市级及以上医院	7.43	87.84
其他医疗机构	5.25	1.80
合计	7.32	100.00

5. 转归与出院

被调查者中绝大多数患者均为病愈医生要求出院（占 85.07%），但有 8.60%的出院者是自己要求出院的，而广州户籍人口出院的主要原因是自己要求出院（74.42%）和病未愈医生要求出院（15.99%）。流动人口患者自己要求出院者中，自认为病愈的占 70.59%，因久病不愈和认为医生技术差者分别占 5.88%（表 4-3-27）。

表 4-3-27　2014 年调查流动人口出院原因、自己要求出院原因分布及与户籍人口比较（%）

出院原因	流动人口	户籍人口*	自己要求出院原因	流动人口	户籍人口*
自己要求	8.60	74.42	久病不愈	5.88	14.36
病愈医生要求	85.07	6.46	自认为病愈	70.59	38.64
病未愈医生要求	4.07	15.99	经济困难	0.00	12.27
其他原因	2.26	3.13	花费太多	0.00	12.79
			医院设施差	0.00	1.04
			服务态度不好	0.00	0.00
			医生技术差	5.88	1.31
			其他	5.88	19.58
合计	100.00	100.00	**合计**	100.00	100.00

注：*：户籍人口资料来自第五次国家卫生服务调查广州户籍人口调查结果。

6. 住院费用

住院次均费用为 9809.61 元，中位数为 6000.00 元，高于 2003 年调查结果（2417.7 元），但低于广州户籍人口数据（12004.70 元）。12.11%的住院者住院费用在 1000 元以下，有 62.78%的患者住院费用超过 4000 元，万元以上的达到了 25. 56%（图 4-3-10）。

有 65. 82%的住院者获得了不同程度的报销，平均报销比例为 38. 08%，报销比例具体见图 4-3-11。在定性调查中发现，部分被调查者曾经因为罹患大病住院无报销或报销比例过低而选择返乡就医。因此，惠及所有流动人口的医疗保障，是确保流动人口在城市及时就医的重要条件。

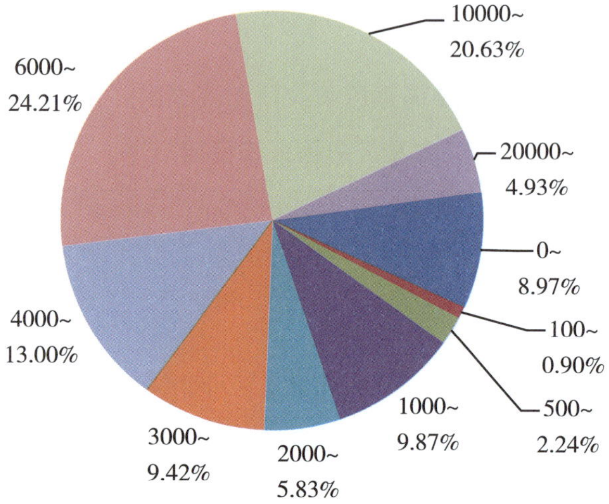

图 4-3-10　2014 年调查流动人口住院费用（元）构成

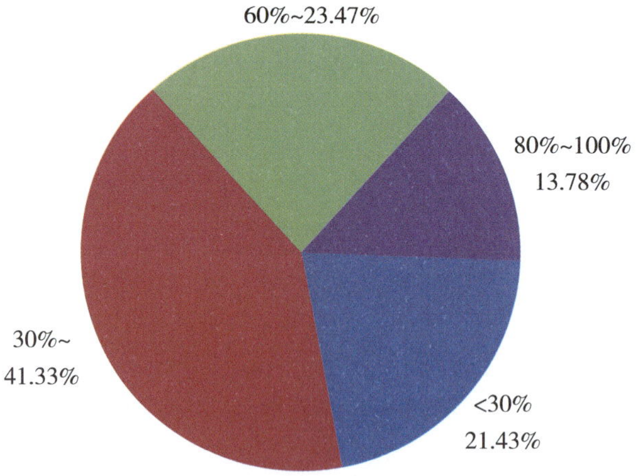

图 4-3-11　2014 年调查流动人口住院费用报销比例构成

表 4-3-28 2014 年调查流动人口对住院服务提供的评价 n（%）

项目	很短（很好）（完全能理解）（很信任）（不贵）	较短（好）（理解部分）（信任）	一般	长（差）（不信任）	很长（很差）（完全不能理解）（很不信任）（贵）	不清楚	合计
病房的环境	47（21.27）	90（40.72）	70（31.67）	8（3.62）	4（1.81）	0（0.00）	221（100.00）
医护人员向您解释问题的态度	59（26.70）	115（52.04）	38（17.19）	4（1.81）	2（0.90）	3（1.36）	221（100.00）
医护人员向您解释治疗方案的清晰程度	65（29.41）	95（42.99）	47（21.27）	4（1.81）	1（0.45）	6（2.71）	221（100.00）
对医护人员讲解的理解程度	177（80.82）	37（16.89）	0（0.00）	0（0.00）	1（0.46）	3（1.37）	218（100.00）
医护人员倾听您述说病情的认真程度	70（31.67）	95（42.99）	40（18.10）	7（3.17）	2（0.90）	7（3.17）	221（100.00）
对医务人员的信任程度	63（28.51）	111（50.23）	31（14.03）	7（3.17）	1（0.45）	8（3.62）	221（100.00）
住院的花费	48（21.92）	0（0.00）	75（34.25）	0（0.00）	89（40.64）	0（0.00）	219（100.00）

7. 住院服务评价及满意度

被调查者住院总体满意度为58.82%，低于广州户籍人口(63.8%)，对住院服务的评价具体见表4-3-28。与2008年国家第四次卫生服务调查相比，对住院服务患者满意度改善不明显[11]。被调查者对住院服务不满意的主要原因是技术水平低（38.46%），其次为医疗费用高(30.77%）和服务态度差（23.08%）（图4-3-12)。与广州户籍人口对住院服务不满意的原因排前三位的分别是医疗费用高（48.8%)、技术水平低（11.6%)、服务态度差（9.3%）基本一致，但各因素顺位不同。

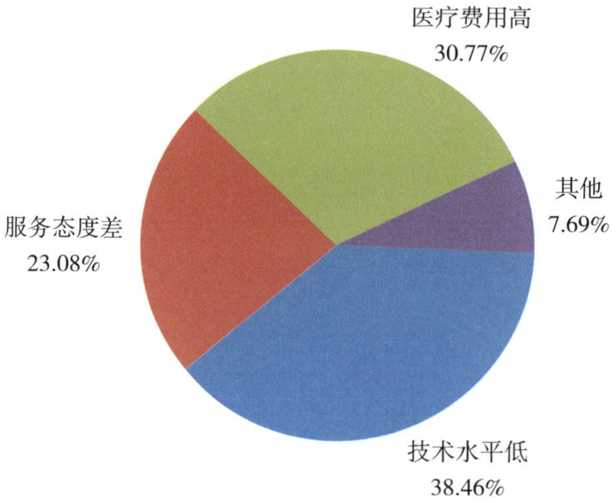

图4-3-12 2014年调查流动人口出院者对住院机构不满意的原因构成

（二）应住院未住院情况

1. 应住院未住院比例

应住院未住院比例为调查人口有医生诊断需要住院但由于各种原因

未住院的人次数占所有医生诊断需要住院人次数的比例，用百分比表示。本次调查中流动人口应住院未住院比例为15.25%，高于广州户籍人口（12.41%），比2003年调查结果（28.0%）下降了12.75个百分点。男性应住院未住院比例为31.75%，女性为8.75%。

按年龄分组后，15岁以下组的应住院未住院比例较高，达31.58%，25~34岁组应住院未住院率最低，为2.30%。不同文化程度调查对象应住院而未住院比例总体上呈随着被调查者文化程度的增高而下降（表4-3-29）。

表4-3-29　2014年调查流动人口性别、年龄别、文化程度别应住院而未住院比例（%）

分　组	应住院而未住院比例	分　组	应住院而未住院比例
性别		文化程度（15岁及以上）	
男	31.75	没上过学	20.00
女	8.75	小学	24.24
		初中	16.39
年龄别		高中	19.44
<15	31.58	技校、中专（中技）	14.29
15~	6.06	大专及以上	0.00
25~	2.30	就业状况（15岁及以上）	
35~	20.00	在业	15.83
45~	27.27	离退休	8.00
55~	15.00	在校学生	0.00
≥65	18.75	失业	0.00
		无业	12.73

2. 应住院而未住院原因

本次调查有 32 人次应住院而未住院，其中 46.43%的人因为自感病轻没有必要，17.86%的人是因为医疗费用太高，14.29%则是因为工作太忙没有时间（图 4-3-13），广州户籍人口应住院未住院原因主要是没必要（38.8%）和经济困难（27.0%）。

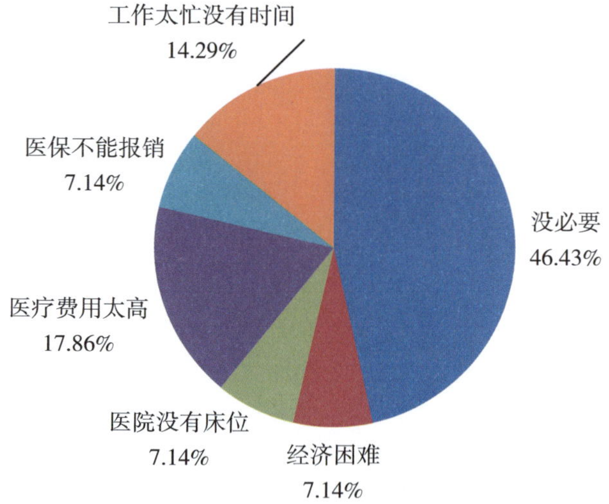

图 4-3-13　2014 年调查流动人口应住院而未住院原因构成

四、过去一年内返乡就医情况

调查前一年被调查者返乡就医次数为 266 人次，返乡就医的比例为 5.15%。返乡利用门诊服务的占 64.13%，其次为住院（25.00%）。利用门诊服务的人群中有 64.41%的人选择去综合医院看病，其次为卫生院和社区卫生服务中心（20.34%）；利用住院服务的人群主要选择县级及以上医院（91.30%）；返乡进行分娩的人群多数（85.71%）在县级以上综合医院分娩（表 4-3-30）。

表 4-3-30　2014 年调查流动人口返乡各类卫生服务就诊地点构成情况 n（%）

卫生服务	私人诊所	卫生室站/厂医务室	乡镇街道卫生院/社区卫生服务中心	医院	合计
门诊	16（13.56）	2（1.69）	24（20.34）	76（64.41）	118（100.00）
住院	0（0.00）	1（2.17）	3（6.52）	42（91.30）	46（100.00）
分娩	1（14.29）	0（0.00）	0（0.00）	6（85.71）	7（100.00）
其他	4（33.33）	0（0.00）	1（8.33）	7（58.33）	12（100.00）

返乡利用门诊服务的人中，67.26%是探亲或农忙顺便；返乡利用住院服务则主要是探亲或农忙顺便（38.10%）和城市看病没报销（30.95%）；返乡分娩多数是因为城市没人照顾（83.33%）（表 4-3-31）。返乡就医的流动人口很大一部分是因为在探亲或农忙过程中患病

表 4-3-31　2014 年调查流动人口返乡利用各类卫生服务的原因构成情况 n（%）

返乡就医原因	返乡利用的卫生服务			
	门诊	住院	分娩	其他
探亲或农忙顺便	76（67.26）	16（38.10）	0（0.00）	9（75.00）
城市医疗费高	12（10.62）	8（19.05）	1（16.67）	2（16.67）
城市医院乱收费	1（0.88）	0（0.00）	0（0.00）	0（0.00）
花时间多影响工作	1（0.88）	1（2.38）	0（0.00）	0（0.00）
城市没人照顾	1（0.88）	0（0.00）	5（83.33）	0（0.00）
城市看病没报销	16（14.16）	13（30.95）	0（0.00）	0（0.00）
城市看病报销比例低	4（3.54）	2（4.76）	0（0.00）	0（0.00）
其他	2（1.77）	2（4.76）	0（0.00）	1（8.33）
合计	**113（100.00）**	**42（100.00）**	**6（100.00）**	**12（100.00）**

后利用卫生服务，或者在城市患病但因为病情不严重或不急迫而选择在一定的时间内（例如春节）返乡顺便就医，很少因为患病而特意返乡就医。定性访谈结果提示，只有在城市所患疾病较为严重或需要住院的被调查者，可能会因为城市住院医疗费用较高或城市看病没报销，而考虑选择返乡就医。

第四节　基本公共卫生计生服务提供

为了贯彻党的十八大和十八届三中全会关于有序推进农业转移人口市民化和基本公共服务均等化的要求，2013 年 12 月开始，国家卫计委在全国 40 个城市启动流动人口基本公共卫生计生服务均等化的试点工作。各试点城市结合实际制定了工作实施方案，明确重点任务，形成了项目的运行机制。在服务内容方面，将建立健康档案、开展健康教育、预防接种、传染病防控、妇幼保健以及计划生育服务列为试点工作的基本项目。

一、健康体检

15 岁及以上被调查者过去一年进行过健康体检的比例是 58.77%，高于广州户籍人口的 52.9%，其中 7.53%是社区组织的体检，65 岁及以上老人体检比例为 67.29%。

二、慢性病管理

（一）高血压和糖尿病患病率

被调查者高血压和糖尿病患病率分别为 8.68%和 2.27%，均低于广州户籍人口（19.63%和 5.56%）。被调查者中男性高血压、糖尿病患病率均低于女性。对于 35 岁以上的被调查者，高血压、糖尿病的患病率随着年龄的增加呈现显著增长的趋势，详见表 4-4-1。

表 4-4-1　2014 年调查流动人口性别、年龄别高血压和糖尿病患病率（%）

项　　目	高血压患病率	糖尿病患病率
性别		
男	4.08	1.10
女	4.97	1.77
年龄（岁）		
15~	0.24	0.00
25~	0.67	0.44
35~	3.27	0.57
45~	7.37	2.39
55~	17.31	5.37
≥65	27.78	6.48

（二）高血压和糖尿病健康管理情况

35 岁及以上被调查者按是否患高血压或糖尿病分组，各组体检率及血压、血糖监测情况见表 4-4-2。根据《国家基本公共卫生服务规范》中高血压和 2 型糖尿病的健康管理规范，社区卫生服务中心或村卫生室对原发性高血压患者和 2 型糖尿病患者每年提供至少 4 次面对面随访，评估血压和血糖的情况。根据以上标准，被调查者中血压监测次数符合规范的高血压患者占 17.16%，血糖监测次数达标的糖尿病患者占

4.48%。定性访谈中发现，一些患病的被调查者不清楚社区卫生服务中心可以提供监测血压、血糖的服务，他们采取自己在家测量或选择去邻近的医院测量，因此需要进一步规范社区卫生服务机构对流动人口中慢性病患者的健康管理。

表 4-4-2 2014 年调查流动人口有无患高血压和糖尿病健康管理情况

分组	过去 1 年测血压次数	过去 1 年测血糖次数
未患有高血压和糖尿病组	—	—
患有高血压，未患糖尿病组	3.16	—
未患高血压，患有糖尿病组	—	2.19
既患有高血压，又患有糖尿病组	3.64	2.30

注：*—：未进行调查。

三、妇幼保健

（一）孕产妇保健建档情况

被调查者在广州分娩的产妇建档率为 61.46%，其中在广州建档的比例为 98.31%，流动人口产妇对产前保健的重视程度有待进一步提高。

（二）产前检查率及产检次数

产前检查率指怀孕期间接受过一次及以上产前检查的产妇人数与产妇总人数之比。本次调查得到的流动人口妇女产前检查率为 95.14%，低于广州户籍人口（99.62%）。进一步对孕产妇平均产前检查次数进行分析，结果显示孕产妇在广州进行的产前检查次数范围为 0~37 次，平均为 7.97 次。

按照《国家基本公共卫生服务规范（2011 年版）》（以下简称《规

范》）的要求，孕产妇至少接受 5 次产前检查。在本次调查中，72.41%的流动人口孕产妇接受了 5 次及以上的产前检查，距达到国家的要求尚有一定距离[14]。

（三）分娩地点与访视情况

在广州分娩的产妇住院分娩率为 100.00%，与广州户籍人口（99.9%）一致，达到《中国妇女发展纲要（2011～2020 年）》中孕产妇住院分娩率达到 98%以上的要求。67.37%的产妇在县级及以上综合医院分娩，30.88%的产妇在妇幼保健机构分娩（图 4-4-1）。在广州分娩的产妇有 44.06%接受过产后访视，平均访视次数为 1.44 次，其中在广州平均访视次数为 1.46 次。按照《规范》的要求，孕产妇至少需 2 次产后访视服务，本次被调查孕产妇中产后访视达标率仅为 13.88%。

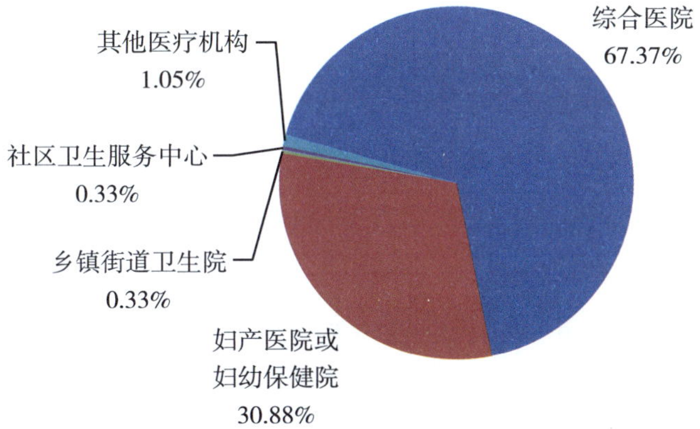

图 4-4-1　2014 年调查流动人口中产妇分娩地点构成

四、儿童保健

（一）基本情况

本次共调查 6 岁以下儿童 555 位，其中现居于广州的儿童 415 位。

调查时居住在广州的6岁以下儿童的年龄构成见图4-4-2，其中2岁及以下儿童比例较高（46.68%）。

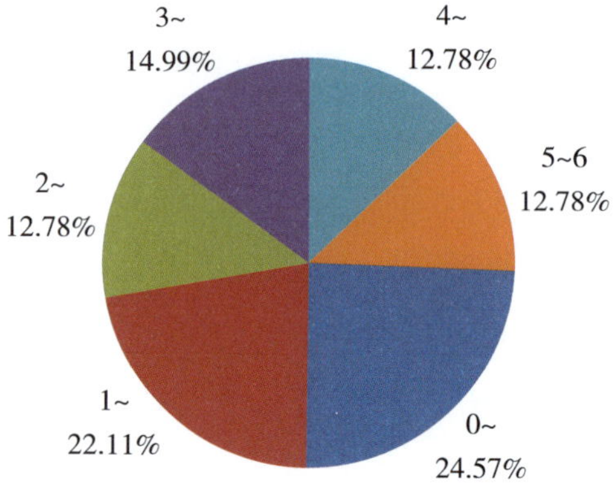

图4-4-2　2014年调查流动人口现居广州的6岁以下儿童年龄构成

注：年龄缺失8人。

（二）儿童体检

儿童的体检率指3岁以下儿童中有过一次及以上体检的儿童所占的比例。体检次数达标率以《国家基本公共卫生服务规范（2011年版）》作为标准进行计算。新生儿满28天后，在乡镇卫生院或社区卫生服务中心进行第一次随访。满月后的随访服务分别在3、6、8、12、18、24、30、36月龄时进行，共8次。如符合以上规范，新生儿及婴幼儿的体检率视为达标。

现居广州的儿童中，70.62%过去一年接受过健康体检，其中新生儿、28天~1岁组、1~2岁组和2~3岁组儿童体检率分别为50.00%、67.05%、73.17%和60.00%。从体检次数达标率看，3岁以下儿童各年龄组的体检次数达标率普遍偏低，28天~1岁组体检次数达标率仅为14.77%（表4-4-3）。按照《国家基本公共卫生服务规范（2011年版）》系统管理要求，有必要规范开展儿童保健系统管理。

表4-4-3　2014年调查流动人口中3岁以下儿童体检率及体检次数达标率

年龄组	3岁以下儿童		3岁以下现居广州儿童	
	体检率（%）	体检次数达标率（%）	体检率（%）	体检次数达标率（%）
新生儿（28天内）	42.86	42.86	50.00	50.00
28天~	66.02	13.59	67.05	14.77
1岁~	72.82	44.66	73.17	45.12
2岁~3岁	54.79	31.51	60.00	37.78

（三）计划免疫情况

根据调查人群家长所提供的信息或查看计划免疫卡获知，现居广州的儿童中，97.53%的儿童办理了计划免疫卡，79.35%全程接种了疫苗，18.39%只接种了一种，2.27%不知是否全程接种。

卡介苗和麻疹的接种率指满1周岁儿童接种过一次的比例；百白破、脊髓灰质炎和乙肝疫苗的接种率指满1周岁儿童中完成了3次该疫苗接种的比例。被调查儿童除麻疹疫苗接种率（91.51%）外，其余疫苗的接种率均低于90%，脊髓灰质炎疫苗的接种率仅为58.65%。现居广州儿童疫苗的接种率略高于全部被调查儿童。本次调查儿童免疫接种率与广州户籍儿童及第四次国家卫生服务调查结果的对比见表4-4-4。因此需进一步加强对流动儿童的健康管理，保障流动儿童疫苗接种的公平性和便利性。

表 4-4-4　2014 年调查流动人口中儿童免疫接种率与以往调查比较（%）

疫苗种类	被调查儿童	被调查儿童（现居广州）	第五次国家卫生服务调查广州户籍儿童	第四次国家卫生服务调查城乡合计
卡介苗	80.27	82.69	99.6	98.8
百白破	64.62	70.30	95.5	90.7
脊髓灰质炎	58.65	60.19	96.3	92.4
麻疹	91.51	91.14	89.5	92.1
乙肝	72.03	72.48	99.6	93.3

表 4-4-5　2014 年调查流动人口各年龄段被调查儿童疫苗接种率（%）

疫苗种类	6 岁以下儿童（岁）					6 岁以下现居广州儿童（岁）				
	1~2	2~3	3~4	4~5	5~6	1~2	2~3	3~4	4~5	5~6
卡介苗	85.71	71.25	88.57	81.43	72.97	84.71	75.51	87.93	84.00	80.00
百白破	77.78	75.93	57.14	61.11	46.66	79.55	66.67	43.75	68.75	62.50
脊髓灰质炎	67.24	57.15	28.57	70.00	46.67	70.21	54.54	23.07	68.75	50.00
麻疹	89.36	90.91	100.00	88.24	100.00	86.84	88.89	100.00	92.31	100.00
乙肝	81.48	68.42	61.12	68.19	80.00	81.40	64.29	62.50	63.16	87.50

第五节　主要发现和建议

一、主要发现

（一）流动人口应对疾病风险的能力有所提高，但社会保障及融合度仍有待提高

本次共调查城市外来农村流动人口 1503 户、3904 人。调查对象以

青壮年人为主，文化程度较高，23.60%的被调查者文化程度达到大专及以上，高于2010年人口普查资料的全国平均水平（8.72%）[7]及2003年广州市流动人口调查结果（中专及以上仅占0.5%）。15岁及以上调查对象在业比例为77.10%，高于广州户籍人口（55.18%）。家庭人均月收入为3437.59元，远高于2003年调查结果（723.7元），同时也高于广州户籍人口（1750.75元）。流动人口中属于广州市低收入困难家庭的比例不足4%（2014年认定标准900元），92.32%的家庭可以实现收大于支或收支平衡（2003年该比例为75.7%）。家庭在医疗、保健等方面的人均月支出为67.19元，占家庭人均支出比例为4.66%。81.97%的被调查者拥有医疗保险，医保覆盖率虽低于户籍人口（95.4%），但较2003年（3.1%）有显著提高。可见与过去相比，目前在城市居住的外来农村流动人口应对疾病风险的能力有较大程度的提高。

但该人群的社会保障及社会融合情况仍不太理想。除医疗保险外，其他社会保险的覆盖率均不足40%，11.99%的被调查者没有任何形式的社会保障。在社会融合方面，55.92%的被调查者不能熟练掌握广州话会话能力；46.99%的人平时与广州人基本没有来往或来往比较少；16.33%的人认为在广州受到歧视；29.46%的人在广州没有可以诉说心事的朋友；仅1/4的人计划在广州养老，大部分人抱着“过客意识”在广州生活。

（二）流动人口是一个经过了“健康选择”的群体，卫生服务需要较低，以急性病为主

本次调查中295人次在过去两周内患病，两周患病率为7.56%，低于广州户籍人口数据（26.58%）。69.55%的被调查者认为自己的健康状况好或很好，79.53%的被调查者认为自己的健康状况比去年好或差不多。

与广州市2003年流动人口调查结果相比（两周患病率7.80%，

62.5%的人认为自己的健康状况好或很好)，10 年间该人群的卫生服务需要没有明显变化。

从两周患病的类型来看，急性病和慢性病分别占 86.78% 和 13.22%。疾病构成上，被调查者两周患病的主要疾病为呼吸系统疾病（53.56%）、消化系统疾病（11.53%）和肌肉骨骼系统和结缔组织疾病（9.83%），其中，肌肉骨骼系统和结缔组织疾病的发病高于广州户籍人口数据，这与流动人口有较高比例人群从事体力劳动有关，大量体力劳动增大了肌肉骨骼系统和结缔组织疾病的发病风险。按人口学特征分组后发现，两周患病率女性高于男性，45～54 岁组最高，5～14 组最低，其余年龄组段患病率差异不大。定性访谈中发现，流动人口中有相当数量的 50 岁上下的人从事着繁重的体力工作，生理上体能的下降与繁重的工作极大程度地增加了他们患病的风险。

（三）流动人口卫生服务需求和利用不高，缺乏健康意识和经济制约是主要原因

本次调查显示，最近两周患病的城市外来农村流动人口两周就诊率（5.92%）和过去一年住院率（5.71%）均低于广州户籍人口的卫生服务利用情况（就诊率 18.86%，住院率 6.94%），而两周患病未就诊的比例（46.42%）和过去一年应住院未住院的比例（15.25%）均高于广州户籍人口数据（25.46%、12.41%）。定性访谈中也了解到，大部分流动人口不论有无医疗保险，患病后首选的策略就是“熬一熬、扛一扛”，熬不过去才会采取进一步的治疗措施。

虽然相对于户籍人口而言流动人口对卫生服务的需求和利用较低，但与 2003 年流动人口调查结果相比（两周就诊率 5.45%，两周患病未就诊比例 57.1%，住院率 1.51%，应住院未住院比例 28.0%），10 年间该人群的需求和利用情况已经逐渐提高。

调查对象对未就诊的最主要原因是自感病轻认为没必要去医疗机构

(63.91%)，其次是无时间占 (9.02%) 和就诊麻烦 (8.27%)。应住院而未住院的被调查者中46.43%的人因为自感病轻没有必要，25.00%的是因为经济困难支付不起住院费用，14.29%则是因为工作太忙，没有时间。经济因素（城市看病没法报销）也是返乡利用住院服务者最主要的原因之一，占30.95%。在访谈中我们还发现不少流动人口，特别是那些曾经有过巨额医疗开支的人，都有“不信医生，信老乡”的观念，生病后“去正规医疗机构就医”并非他们的首选。

(四) 流动人口的性别、文化程度、医疗保险、就业状况和社会融合影响其卫生服务利用

调查结果显示，男性、文化程度较低者、缺乏医疗保险者、住宿餐饮业、社会服务业、批发零售业和制造业的在业者以及社会融合程度较差者是城市外来农村流动人口中卫生服务利用情况较差的群体。

调查前一年，男性应住院未住院比例为31.75%，约为女性(8.75%) 的3.6倍。与拥有大专及以上学历者相比，文化程度较低者的卫生服务利用度也较差。初中及高中（技校、中专）学历者两周患病未就诊比例均超过50%，而文盲及小学学历者过去一年应住院未住院比例分别为20.00%和24.24%，高于其他学历组。购买了医疗保险者对门诊（就诊率：6.38% vs 3.64%）和住院（住院率：6.25% vs 4.08%）服务的利用率均高于无医疗保险者。从就业状况来看，在业者对门诊（就诊率：4.27% vs 9.29%）及住院（住院率：4.81% vs 10.89%）服务的利用率均低于无业者，这与大多数流动人口从事的职业工作强度大、收入低、生病就医的机会成本相对更高有关。此外定性调查还发现，社会融合情况也对城市外来农村流动人口在广州的卫生服务利用造成影响。一方面，部分流动人口不会讲广州方言，医患交流困难，直接影响他们对服务的使用及获得的服务质量。另一方面，社会融合差的流动人口对广州没有认同感，不会主动了解流动人口相关卫生或社会救助

政策。例如，当谈及“遇到大病时，是否希望获得政府救助?”，有被访者反映：“没可能啦，有病就先扛，扛不过去了就自己去看，没钱就跟亲戚朋友去借一点，老板除了工伤一般不管的，不是太可怜的估计政府也不会管……”。

（五）流动人口对卫生服务的满意度较低，主要体现在技术水平、医疗费用和服务态度方面

被调查患者门诊就医的总体满意度为54.48%，住院的总体满意度为58.82%。门诊患者中，认为候诊时间短的比例为45.18%；认为就诊机构的环境好的比例为58.52%；认为医护人员解释问题的态度好的比例为70.36%；认为医护人员解释问题清晰程度好的比例为65.67%；认为就诊花费不贵的比例为20.00%。住院患者中，61.99%认为住院病房环境好，78.74%认为医护人员解释问题的态度好，21.92%认为住院花费不贵。上述所有比例均低于第五次国家卫生服务调查全国调查人口的结果[13]。在广州住院的被调查对象对住院服务的满意度低于在其他城市和地区住院的经历，尤其体现在医疗费用和医护人员服务态度方面。

从被调查者对就医机构不满意的原因上看，不论是门诊服务还是住院服务，技术水平低、医疗费用高以及服务态度差都是城市外来农村流动人口不满意的主要原因，特别是对住院服务的评价，三者合计占不满意患者的92.31%，远高于广州户籍人口数据（69.7%）以及全国调查数据（71%）[13]。

（六）流动人口基本公共卫生计生服务需求与利用较低，均等化工作任重而道远

2013年12月开始，国家卫计委在全国40个城市启动流动人口基本公共卫生计生服务均等化的试点工作，将为流动人口建立健康档案、开展健康教育、预防接种、传染病防控、妇幼保健以及计划生育服务列为试点工作的基本项目。本次调查对其中的开展健康教育、预防接种和妇

幼保健服务以及国家基本公共卫生服务中的“慢性病患者管理”服务在城市外来农村流动人口中的实施情况进行了调查。结果显示在流动人口中，除住院分娩率达到100%，满足国家要求外，其他公共卫生计生服务的开展效果并不理想，人群对基本公共卫生计生服务的需求与利用度较低。

根据《规范》的要求，被调查的高血压患者中血压监测次数达标者占17.16%，糖尿病患者中血糖监测次数达标者占4.48%。定性访谈中发现，很多被访者不清楚社区卫生服务中心提供监测血压和血糖的服务，也从来没有在社区听说过高血压、糖尿病或其他慢性病防治的宣传内容。

流动人口儿童的“预防接种”方面，除麻疹疫苗接种率（91.51%）达到“国家基本公共卫生服务项目工作任务目标”[14]的要求（90%）外，其余疫苗的接种率均低于90%，其中脊髓灰质炎接种率最低，为58.65%。

在孕产妇保健方面，流动人口《孕产妇保健手册》的建档率为61.46%。虽然本次调查中产前检查率达到95.14%，但按照《规范》的要求，被调查者中仅有72.41%的孕产妇接受了5次及以上的产前检查。在产后访视方面，也只有不足一半（44.06%）的产妇接受过产后访视，13.88%的产妇接受产后访视的次数达到《规范》的要求（2次）。对于“0~6岁儿童”的健康管理，本次调查中，儿童体检次数达标率普遍偏低，如现居广州的儿童中，过去一年新生儿、28天~1岁、1~2岁、2~3岁儿童体检次数达标率分别为50.00%、14.77%、45.12%和37.78%。

二、建议

（一）推进城镇化进程，加快城市外来农村流动人口市民化

城镇化是现代化的必由之路，有利于破解城乡二元结构，有利于

促进社会公平和共同富裕。推进城镇化是解决农业、农村、农民问题的重要途径。城市流动人口市民化是城镇化的核心内容，促进有能力在城镇稳定就业和生活的外来流动人口有序实现市民化，是我国经济社会发展的必然趋势，也是解决城市外来流动人口诸多问题的重要措施。

做好城市外来农村流动人口市民化的工作，解决城市外来农村流动人口落户问题，提高其融入城镇的素质和能力，可以从根本上解决目前由于“户籍制度”所导致的农村流动人口缺乏医疗保障及城镇基本公共服务利用障碍等问题，是解决城市外来农村流动人口卫生服务利用问题的根本和关键性措施。

（二）拓宽卫生融资渠道，加大基层医疗机构的建设力度

总体上，流动人口较户籍人口年轻，医疗卫生服务需要较低，疾病构成多为呼吸系统和消化系统常见疾病以及肌肉骨骼系统和结缔组织疾病。受自身健康意识的影响及经济因素的制约，城市外来流动人口在有医疗卫生需要后，大多倾向于自我医疗或不进行治疗。同样由于经济的限制，该人群在城市中多居住在郊区或城乡结合部，这些地区的医疗卫生资源配置以基层医疗资源为主，且十分有限，距离可及性较差。因此，各级政府部门在制定财政预算、安排医疗卫生支出时，应该考虑流动人口疾病构成和就医行为的特点，一方面搞好医疗卫生网的配置，加强交通发达地带、城乡结合部等地区医疗卫生机构，尤其是基层医疗机构的设置；另一方面可以在医疗机构多设立简易门诊，以缩短候诊时间，简化诊疗程序。另外，对于基层医疗机构的建设和管理，可以拓宽卫生融资渠道，逐步引入民营资本，以政府购买卫生服务的方式，保证城市外来农村流动人口得到安全、低廉的卫生服务。

（三）加快医保改革，推进落实医疗保险转移接续办法

缺乏完善的医疗保障是阻碍城市外来农村流动人口利用卫生服务的

重要因素。调查显示，81.97%的被调查城市外来农村流动人口拥有医疗保险，明显高于其他保险类型。购买了医疗保险的被调查者中，其医疗保险能够在广州使用报销没有障碍的人仅占42.16%。该结果提示，一方面，受户籍制度、医保政策和人群健保意识不足等因素的影响，城市外来流动人口中医疗保险覆盖率较低；另一方面，目前依据户籍和职业的不同而建立的我国基本医疗保障体系在实现基本医疗保障关系转移接续方面，即基本医疗保障关系能够在不同的统筹地区之间、不同的制度之间实现顺利衔接，还存在壁垒。

要解决上述问题，加快城市外来农村流动人口的市民化，消除户籍制度对流动人口参加流入地基本医疗保险的限制是一方面。另一方面，要加快医保改革，实现城市外来流动人口医疗保障关系的顺利转移，做到实现参保人在异地的医疗保险缴费年限互认；实现新农合、城镇居民医保、职工医保之间缴费年限的合理折算；实现医保关系转移过程中，医保待遇的无缝衔接；加快城乡医疗保险统筹。

（四）推进流动人口基本公共卫生计生服务均等化工作，提升服务效果

本次定量和定性调查共同揭示出，流动人口群体的年龄结构较年轻，处于生育旺盛期，整体上比较健康但健康意识薄弱，流动性大，多数人居住和工作条件较差。他们在健康教育、妇女儿童保健、计划免疫、计划生育等公共卫生服务方面的需求较大。

从调查结果来看，目前广州市针对流动人口开展的基本公共卫生计生服务效果并不十分理想，除孕产妇建档率和住院分娩率两个指标达到国家相关要求外，其余调查项目的现状均与国家流动人口基本公共卫生计生服务均等化的工作目标有一定的差距，反映出针对流动人口的基本公共卫生计生服务均等化服务任重而道远。今后，应将流动人口基本公共卫生计生服务均等化作为工作重点，一方面加大均等化工作的推进力度，扩大均等化试点，增加覆盖率；另一方面，提升服务效果，保证均等化服务质量。

（五）加强流动人口健康教育与健康促进，提高人群健康素养

随着近年来珠三角地区的产业转型升级，广州市外来农村流动人口的文化程度较之过去已有了很大的提高，初中及以上文化程度的比例（85.03%）高于2010年人口普查资料的全国平均水平（60.36%）。但该人群的健康素养较低，健康知识，尤其是疾病预防保健知识依旧匮乏，对政府已经提供的基本公共卫生服务知晓率和利用率均较低。

全面推进城市外来农村流动人口健康教育与健康促进工作，以中国公民健康素养66条为重点，辅以基本公共卫生服务及其他医疗保障政策宣传，组织健康教育工作人员在城市外来农村流动人口集中居住的社区、工厂、公共场所开展多种形式的健康教育与健康促进活动，倡导健康的公共政策和支持性环境，提高流动人口的健康意识和自我保健意识，促进流动人口拥有健康生活方式、行为以及基本技能。

（六）推进流动人口社会融合，实现社会、文化和心理认同

调查发现，部分外来流动人口不会讲广州方言以及对广州没有认同感影响了他们在广州的卫生服务利用。调查对象始终认为自己是“外地人”，对流入地相关医疗卫生政策缺乏了解，不能充分利用基本公共卫生项目服务、医疗救助等政府和社会支持。另外，少部分医疗机构的医生对流动人口提供医疗卫生服务时未充分考虑流动人口与本地人口在文化、语言等方面所存在的差异，造成流动人口就医的不顺畅，影响其对相关服务的利用。

因此，推进城市外来农村流动人口的社会融合，尤其是实现人群社会适应、文化交融和心理认同，使得流动人口能平等地与当地市民（医疗卫生服务提供者）沟通往来，是促进流动人口在流入地充分利用医疗

卫生服务的重要措施之一。

参　考　文　献

[1] 国家人口和计划生育委员会流动人口服务管理司. 流动人口理论与政策综述报告 [M]. 北京：中国人口出版社，2010.

[2] 国家人口和计划生育委员会流动人口服务管理司. 中国流动人口发展报告 2013 [M]. 北京：中国人口出版社，2013.

[3] 凌莉，岳经纶. 中国流动人口公共卫生现状报告 [M]. 广州：中山大学出版社，2011.

[4] 国家人口和计划生育委员会流动人口服务管理司. 中国流动人口发展报告 2012 [M]. 北京：中国人口出版社，2012.

[5] 吴明. 北京市外来农村流动人口卫生服务利用及其影响因素研究. 内部资料，2008.

[6] Aday LA, Andersen R, Fleming GV. Health Care in the U. S.: Equitable for Whom? Thousand Oaks [M], CA: Sage Publications, 1980.

[7] 国务院人口普查办公室，国家统计局人口和就业统计司. 中国 2010 年人口普查资料 [M]. 北京：中国统计出版社，2012.

[8] 王培安. 全国流动人口动态监测数据集 2013 年 [M]. 北京：中国人口出版社，2014.

[9] 广州市统计局. [OL] http://data.gzstats.gov.cn/gzStat1/chaxun/njsj.jsp.

[10] 广州市民政局. 广州市民政局广州市财政局关于提高我市最低生活保障等社会救助标准的通知 [EB/OL]. http://www.gz.gov.cn/publicfiles/business/htmlfiles/gzsmzj/cxdb/201409/2755950.html,2014-08-22/2015-01-08.

[11] 2008 年第四次国家卫生服务调查分析报告 [R]. 卫生部信息统计中心，2009.

[12] 徐玲，孟群. 第五次国家卫生服务调查结果之二——卫生服务需要、需求和利用 [J]. 中国卫生信息管理杂志，2014，11 (3) :193-194.

[13] 徐玲，孟群. 第五次国家卫生服务调查结果之一——居民满意度 [J]. 中国卫

生信息管理杂志，2014，11（2）:104-105.

[14] 中华人民共和国国家卫生和计划生育委员会，财政部，国家中医药管理局. 关于做好2014年国家基本公共卫生服务项目工作的通知. http://www.nhfpc.gov.cn/jws/s3577/201409/acaeab089ac44d7a87d38393ccec4a78.shtml.

报告五

重庆市外来农村流动人口卫生服务调查研究报告

重庆医科大学课题组

钟晓妮　彭　斌　李西同　幸箐筠　曾　馨　荆少华　林倚伊

第一节　概　述

一、研究背景、目的

20 世纪 80 年代后期，伴随着我国改革开放的历史进程，工业化发展、城市化发展，以农民为主体的大量人口向城市流动。2013 年末，全国流动人口已达 2.45 亿，超过总人口的 1/6，到 2050 年预计有 3.5 亿农村居民迁移到城镇（国家人口和计划生育委员会流动人口服务管理司，2010）。目前，流动人口的总流向趋势并没有改变，特别是特大城市人口聚集态势还在加强，北京、上海等大城市成为流动人口聚集区。同时，流动人口正在经历代际更替，新生代流动人口已经成为流动人口的主体，其流动方式由个体劳动力流动向家庭化迁移转变，流动形态由“钟摆式”流动向在城市稳定生活、稳定工作转变，与生活城市的融合度较第一代流动人口更高。

然而，由于户籍原因，他们在享受居住地卫生服务过程中仍然存在一定障碍。为了改善流动人口卫生服务状态，致力于国家顶层设计，国务院颁布了一些重要的政策指向性文件，如2006年，国务院颁布的《国务院关于解决农民工问题的若干意见》5号文件，2009年颁布的《关于深化医药卫生体制改革的意见》等，这些文件成为地方政府卫生服务模式形成的基础。在医疗保险方面，各地根据本地区特点，针对流动人口问题制定了相应模式的地方性医疗保险，如农民工医疗保险模式、综合保险模式、纳入城镇职工基本医疗保险模式、纳入新型农村合作医疗模式等，其目的是期望消除外来流动人口在卫生服务利用中的障碍。

重庆是位居西部的直辖市，具有大城市带动大农村发展的区域特点，作为统筹城乡综合配套改革试验区，农村劳动力转移步伐正逐步加快。在农村人口流向中，既有部分贫困地区的农民流向省外，同时也有大部分农民在省内流动，主要是流向主城区，以市内流动人口为主，跨省流入人口主要来自邻近省份，呈现省内流动与省外流动势均力敌的特点。据统计，2013年各地农村来主城区务工者已达485万人，占当地常住人口的16%。其流动特征在西部具有一定代表性，且与北京、广州等地人口流动特征具有较大差异。因而，继2008年流动人口卫生服务调查，再次在重庆市研究流动人口相关问题，尤其是卫生服务问题具有重要意义。

本研究针对外来流动人口进行调查，了解流动人口健康、社会支持与融合及卫生服务需要状况；了解流动人口医疗、公共卫生服务需求与利用行为与特点及其影响因素；探索流动人口卫生服务的利用障碍，为消除障碍，提高流动人口卫生服务水平提供基本信息。

二、研究对象

（一）调查对象选择原则

调查对象为户籍不在重庆市主城区而流入的农业人口，但不包括到重庆市以观光旅游、短期探亲访友、因公出差、读书或短期培训为目的的人员。

（二）调查对象

调查对象为流入重庆市主城区内（渝中区、沙坪坝区、九龙坡区、江北区）的农村外来流动人口。以家庭为单位，包括被调查住户全部家庭成员，即本人及其在重庆市主城区共同生活的家庭成员。调查时被调查家庭中不在重庆的家庭成员，如果短期离开（通常不超过 3 个月），也作为调查对象纳入。

三、主要研究内容

（一）流动人口基本信息、社会支持与融合状况。

（二）卫生服务可及性状况。

（三）健康行为与健康状况。

（四）基本医疗服务、基本公共卫生服务的需求与利用情况。

四、调查方法

（一）抽样方法和样本量

采用方便抽样方法，抽取重庆市主城区的渝中区、沙坪坝区、九龙坡区、江北区等 4 个区内符合调查对象选择原则的调查对象，共计 1500 户。

（二）资料收集方法

采用问卷调查方法。依据城市外来农村流动人口卫生服务调查与研究方案，由重庆医科大学公共卫生与管理学院硕士研究生按照调查表进行问卷调查。

（三）调查实施路径

实施路径见图：

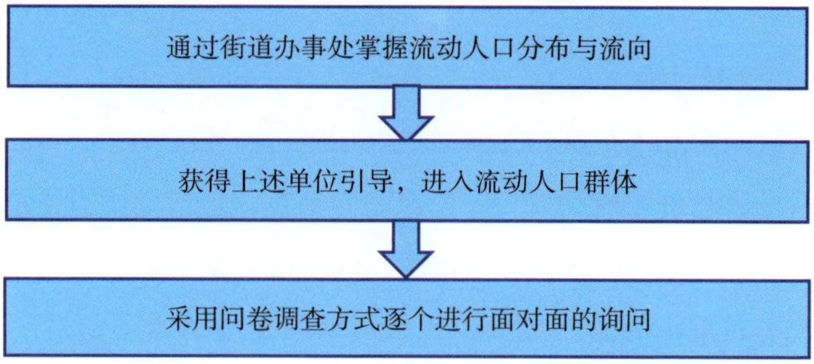

第二节　调查人群基本情况

一、调查人群的基本人口学特征

（一）调查样本与家庭规模

本次共调查住户 1500 户，总人口数 2402 人，户均人口 1.60 人。其中户籍所在地属于重庆市的有 1027 户，占 68.47%，来自于其他省份的有 473 户，其中大部分又为四川籍。被调查住户中，38.88%的独居，户人口数仅 1 人，26.69%的人与其配偶或者某一亲属一起居住，独居住户比例较 2008 年有较大幅度降低。

表 5-2-1　被调查人群在重庆市主城区一起生活的家庭人口

年份	住户数	调查人数	住户人口数分布（%）			
			1	2	3	4-
2014	1500	2402	38.88	26.69	15.90	18.53
2008	1513	2750	49.11	29.87	13.35	7.67

（二）调查人群年龄与性别

被调查的2381人中，男性占51.41%，女性占48.59%；从年龄构成看，被调查者主要分布于15~64岁年龄段，占90.93%，尤其是45~54岁年龄段，占26.12%，其中，该年龄段女性占女性总人口的32.84%。其余的15~24岁、25~34岁、35~44岁、55~64岁年龄段人群分别占18.73%、14.45%、14.49%、17.14%。相对于2008年，55~64岁年龄段人群比例有所升高。

表5-2-2　不同性别调查人群年龄构成（%）

年龄	2014			2008
	男	女	合计	
0~	1.88	2.77	2.31	4.14
5~	4.17	4.06	4.12	3.88
15~	24.10	13.05	18.73	13.36
25~	16.26	12.53	14.45	14.66
35~	12.99	16.08	14.49	32.20
45~	19.77	32.84	26.12	23.59
55~	17.40	16.85	17.14	6.79
65~	3.43	1.82	2.65	1.38

（三）15岁及以上调查人群文化程度

本次调查15岁及以上人群中，文盲半文盲比例为7.31%，小学比例为30.17%、初中比例为36.10%，高中、技校、中专学历比例为18.67%，大专及以上学历者比例仅为7.75%。其中，男性小学及以下文化程度者比例为28.93%，女性小学及以下文化程度者比例更高，高达46.59%。从年龄别文化程度看，45岁及以上人群、小学及以下文化程度者比例高达57.40%。与2008年相比，流动人口文化程度明显提高，高中及以上文化程度者比例由2008年的13.19%提高到26.42%。

表5-2-3　2014年15岁及以上调查人群文化程度构成

指标	调查人数	文化程度构成（%）						
		没上过学	小学	初中	高中	中专技校	大专	本科及以上
性别								
男	1158	3.37	25.56	38.43	14.16	9.58	5.61	3.28
女	1086	11.51	35.08	33.61	8.47	4.79	3.68	2.85
年龄								
15~	441	0.00	2.72	29.02	26.53	25.63	11.34	4.76
25~	688	2.03	25.15	39.53	11.92	7.12	7.41	6.83
45~	1029	13.70	42.66	37.90	5.44	0.10	0.19	0.00
65~	65	10.77	63.08	23.08	0.00	0.00	3.08	0.00

表5-2-4　15岁及以上调查人群文化程度构成

年份	调查人数	文化程度构成（%）						
		没上过学	小学	初中	高中	中专技校	大专	本科及以上
2014	2244	7.31	30.17	36.10	11.41	7.26	4.68	3.07
2008	2516	9.66	37.71	39.43	7.83	2.54	1.19	1.63

（四）15 岁及以上调查人群就业状况

被调查人群中，在业者 2023 人，在业者比例为 90.15%。其中男性与女性在业者比例分别为 92.73%与 87.41%，在业者比例男性高于女性；失业与无业者比例为 6.37%（男性为 3.63%，女性为 9.29%）。

表 5-2-5　2014 年 15 岁及以上调查人群就业状况构成

性别	调查人数	就业状况构成（%）				
		在业	离退休	在校学生	失业	无业
男	1156	92.73	1.47	2.16	0.69	2.94
女	1088	87.41	1.19	2.11	1.75	7.54
合计	2244	90.15	1.34	2.14	1.20	5.17

（五）15 岁及以上调查人群婚姻状况

15 岁及以上人群未婚者占 25.43%（男性与女性分别占 33.51%与 16.82%），在婚、离婚、丧偶者分别占 70.52%、1.56%、2.49%，被调查人群未婚者比例男性远高于女性，也较 2008 年提高了近 10 个百分点。

表 5-2-6　2014 年 15 岁及以上调查人群婚姻状况构成

性别	调查人数	婚姻状况构成（%）			
		未婚	在婚	离婚	丧偶
男	1161	33.51	63.65	1.64	1.21
女	1088	16.82	77.85	1.47	3.86
合计	2249	25.43	70.52	1.56	2.49

表 5-2-7　15 岁及以上调查人群婚姻状况构成

年份	调查人数	婚姻状况构成（%）			
		未婚	在婚	离婚	丧偶
2014	2249	25.43	70.52	1.56	2.49
2008	2504	16.29	80.59	1.20	1.91

二、家庭经济状况

（一）收入及支出情况

被调查住户中，家庭人均月收入 2496 元，人均月支出 1059 元，月人均医疗支出 61 元。消费性支出中，以食品支出为主，占总收入的 20.72%，占总支出的比例高达 47.58%。此外，医疗保健费用支出占总支出的比例与占总收入的比例分别为 6.70%与 2.92%。尽管医疗保健费用支出较 2008 年有较大幅度增长，但占总收入的比例变化不大。

川渝地区与其他地区流动人口家庭收支状况差距较大。来自川渝以外其他省市人群的人均收入为 3219 元，较川渝地区流动人口人均收入（2433 元）高 32%；支出方面，川渝以外其他省市人口人均月支出为 1350 元，较川渝地区流动人口人均支出（1034 元）亦高 31%。

表 5-2-8　2014 年被调查家庭收入及支出情况（元）

户籍地	人均月收入		人均月支出		月人均医疗支出	
	均数	中位数	均数	中位数	均数	中位数
川渝	2432.77	2000.00	1033.61	850.00	60.39	16.67
其他省市	3219.23	2400.00	1349.56	1100.00	73.76	0.00
合计	**2495.60**	**2000.00**	**1058.81**	**900.00**	**61.45**	**15.00**

注：2008 年，人均月收入为 1060 元，人均月支出 626 元，月人均医疗支出 35 元。

表 5-2-9　被调查家庭食品、医疗保健消费支出情况（%）

指　　标	2014	2008
食品支出占总支出的比例	47.58	48.45
食品支出占总收入的比例	20.72	28.62
医疗保健费用支出占总支出的比例	6.70	5.65
医疗保健费用支出占总收入的比例	2.92	3.34

（二）自评社会经济地位

被调查家庭社会经济地位自评得分均数 53.80 分（总分 100 分），40 分以下家庭占 16.35%，80 分及以上家庭占 13.74%，较 2008 年自评得分提高 9 分；川渝地区及川渝以外其他省市被调查家庭社会经济地位自评得分相近。

表 5-2-10　自评社会经济地位分数及其分布（%）

指标	平均分	分数分布				
		0~	20~	40~	60~	80~100
户籍地						
川渝	53.85	5.31	10.92	35.01	35.23	13.54
其他省市	53.17	8.47	9.32	37.29	28.81	16.10
年份						
2014	53.80	5.56	10.79	35.19	34.72	13.74
2008	44.36	13.06	28.39	36.74	17.38	4.44

三、医疗保障情况

（一）社会保险

调查结果显示，被调查人群中购买养老保险、失业保险、生育保险、工伤保险、医疗保险的比例分别是 36.40%、25.89%、25.61%、30.04%和 82.16%，参加各社会保险比例较 2008 年均大幅提高。

各社会保险中，购买医疗保险的比例较高。其中，又以购买新农合医疗保险比例为高（重庆市将新农合与城镇居民医疗保险合并为城乡居民医疗保险），其比例为 81.60%；其次为城镇职工基本医保，比例为 12.30%。

但仍有少量住户未参加医疗保险，年龄 55~64 岁者较其他年龄人群未参保比例更高（10.54%）；重庆以外户籍人群未参保比例（8.94%）略高于重庆籍人群（5.29%）。未参保的主要原因为付不起参合费，比例最高，占 31.71%；其次为认为身体好没必要与不知道怎么参加，其比例均为 16.46%；位居第三的是不了解制度，比例为 12.80%。

表 5-2-11　被调查人群参加社会保险状况

年份	调查人数	参加各社会保险比例（%）				
		养老保险	失业保险	生育保险	工伤保险	医疗保险
2014	2379	36.40	25.89	25.61	30.04	82.16
2008	2538	3.51	0.47	0.28	1.34	66.12

表 5-2-12　2014 年被调查人群参加医疗保险状况

性别	调查人数	参加各医疗保险比例（%）					
		新农合	城镇居民医保	城镇职工基本医保	商业医疗保险	企业补充医保	其他
男	1000	81.02	2.11	13.30	2.00	0.1	0.50
女	957	82.20	1.15	11.26	1.56	0.1	0.83
合计	1957	81.60	1.64	12.30	1.79	0.1	0.66

表 5-2-13　2014 年被调查人群未参加医疗保险者比例

指标	调查人数	未参保比例（%）
性别		
男	1224	6.70
女	1157	7.09
年龄		
0~	55	7.27
5~	98	7.14
15	446	6.05
25	344	5.81
35	345	4.93
45~	622	6.91
55~	408	10.54
65~	63	4.76
户籍地		
重庆	1551	5.29
非重庆	738	8.94

表 5-2-14　2014 年被调查人群未参加医疗保险的原因构成（%）

性别	身体好没必要	付不起合费	报销手续繁琐	不能异地报销	单位不给购买	不了解制度	不知道怎么参加	其他
男	18.29	28.05	0.00	2.44	6.1	12.2	19.51	13.41
女	14.63	35.37	2.44	2.44	6.1	13.41	13.41	12.2
合计	16.46	31.71	1.22	2.44	6.1	12.80	16.46	12.8

204 名被调查参加城镇职工医保者中，无论是来自省外流动人口还

是重庆市内流动人口，在重庆参加城镇职工医保者均占93%，在原籍参加者占5.00%。

表5-2-15　2014年被调查参加城镇职工医保者的参保地

户籍地	调查人数	参保地构成（%）			
		家乡（户籍地）	重庆	家乡和重庆	其他地区
重庆	144	4.86	93.06	1.39	0.69
非重庆	60	5.00	93.33	0.00	1.67
合计	204	4.90	93.14	0.98	0.98

（二）医疗保险在重庆使用情况

被调查流动人群中，在重庆住院能报销医疗费用的占55.11%，其中40.21%的系参加重庆市医保，医疗保险能在重庆市本地使用，7.63%

表5-2-16　2014年被调查人群医疗保险报销状况（%）

指标	未在重庆住院	重庆本地医保报销	异地结算	参保地报销	不可报销	不清楚
性别						
男	29.78	40.85	7.75	7.44	1.71	12.47
女	30.96	39.23	7.64	7.43	3.35	11.4
年龄段						
0~	24.47	43.62	12.77	10.64	0.00	8.51
15~	32.82	38.70	4.33	3.41	0.93	19.81
25~	27.21	45.58	8.50	5.61	2.72	10.37
45~	31.78	37.47	7.86	8.88	3.42	10.59
65~	36.84	29.82	5.26	15.79	0.00	12.28
合计	30.36	40.21	7.63	7.27	2.53	12.01

的虽然参加外地医保，但可以办理异地就医结算，7.27%的人群其医保虽然不能在重庆本地使用，但可以住院后回参保地报销；不可报销比例仅为 2.53%；另有未在重庆住院和不清楚者的比例分别为 30.36% 和 12.01%。

四、流动状况与社会融合

（一）流动状况

1. 流动情况

被调查者离开家乡平均 11.25 年，一半者超过 8 年；平均在 3 个城市居住过；在重庆累计居住时间平均为 81.76 个月，一半者超过 48 个月。

表 5-2-17　2014 年被调查人群离开家乡的时间

指　标	调查人数	均数	中位数
离开家乡时间（年）	2289	11.25	8.00
流动居住过的城市（个）	2326	3.29	1.00
重庆市累计居住时间（月）	2309	81.76	48.00

2. 离开家乡的原因

被调查者离开家乡的主要原因为：务工经商、增加收入、投亲投友及婚嫁、学习见世面与锻炼自己。女性投亲投友及婚嫁所占比例较男性更高；各年龄段人群离开家乡原因有所不同：0~14 岁者流入地出生人群比例较高，占 42.45%；其次为投亲与学习，分别占 32.37% 与 21.58%；15~24 岁者，离开家乡主要原因除务工经商（占 50.57%）外，另一主要原因为学习、见世面与锻炼自己，占 29.84%；25~64 岁者离开家乡原因主要为务工经商，其次为增加收入；65 岁及以上者，离开家乡而投亲者占有较大比例（38.46%）。

表 5-2-18　2014 年被调查人群离家主要原因构成（%）

指标	务工经商	投亲投友婚嫁	拆迁	学习见世面/锻炼自己	流入地出生	增加收入	其他
性别							
男	61.01	6.95	0.08	11.09	2.48	17.22	1.16
女	56.23	12.29	0.09	9.24	3.75	17.87	0.52
年龄段							
0~	1.44	32.37	0.00	21.58	42.45	0.00	2.16
15~	50.57	6.83	0.00	29.84	2.96	5.24	4.56
25~	70.16	5.02	0.00	7.83	0.15	10.19	6.65
45~	63.80	8.68	0.20	0.00	0.00	18.93	8.39
65~	38.46	38.46	0.00	0.00	0.00	18.46	4.62
合计	58.68	9.55	0.08	10.19	3.10	17.54	0.85

3. 流入重庆的目的

被调查者到重庆的主要目的分别是多挣钱或收入高、与家人团聚、更有发展前途，分别占 34.08%、24.36%、17.38%。按照年龄段分，低年龄段（0~14 岁）与高年龄段（65 岁及以上）人群到重庆的主要目的是与家人团聚，25~64 岁年龄组人群，其主要目的是多挣钱或收入高。

4. 流入重庆工作与生活状况

工作领域：按照性别分，15 岁及以上被调查人群中男性被调查者主要工作领域为制造业、建筑、住宿餐饮业、环境卫生，分别占 20.04%、

17.98%、14.33%与11.33%；女性被调查者主要工作领域为住宿餐饮业、环境卫生，分别占38.94%与25.82%。

表 5-2-19　2014 年被调查人群选择流入重庆主要目的构成（%）

指标	挣钱多收入高	长见识、学习技术	更有发展前途	与家人团聚	其他
性别					
男	33.00	10.25	18.67	21.25	16.83
女	35.21	6.69	16.02	27.64	14.44
年龄段					
0~	0.79	15.87	7.14	74.60	1.59
15~	19.08	23.22	22.53	20.69	14.48
25~	37.09	7.73	20.8	16.05	18.28
45~	42.48	2.24	14.86	23.54	16.89
65~	32.31	4.76	9.53	49.21	4.76
合计	**34.08**	**8.52**	**17.38**	**24.36**	**15.67**

注："其他"778 人中的 290 人选择重庆的主要目的是离家近。

表 5-2-20　2014 年 15 岁及以上被调查在业人员工作领域构成

性别	调查人数	15 岁及以上在业人员工作领域构成（%）				
		制造业	建筑业	环境卫生	住宿餐饮业	其他
男	1068	20.04	17.98	11.33	14.33	36.33
女	945	5.40	2.43	25.82	38.94	27.41
合计	**2013**	**13.16**	**10.68**	**18.13**	**25.88**	**32.14**

工作单位情况：15岁及以上被调查人群目前近80%者有工作单位，男性与女性有工作单位的比例分别为72.40%与87.39%，女性比例高于男性。

从在业人员目前工作单位性质看，以私营企业或公司为主，占37.96%，其次为事业单位，占25.47%，外商或港澳台商投资企业或公司亦占有一定比例（15.51%）。不同性别从业者工作单位性质偏好有所不同，男性以私营企业或公司、外商或港澳台商投资企业或公司、事业单位为主，占被调查人群的75.59%，女性私营企业或公司所占比例仍较高（38.66%），与男性相近，外商或港澳台商投资企业或公司所占比例（10.37%）低于男性（21.02%），事业单位所占比例较男性为高。

表5-2-21　2014年15岁及以上被调查在业人群目前工作单位性质

性别	调查人数	15岁及以上在业人群目前工作单位性质（%）							
		事业单位	党政军机关	国有、集体企业	私营企业	外商或港澳台商	个体工商户	社会团体	其他
男	766	17.36	0.13	13.19	37.21	21.02	9.40	0.13	1.56
女	820	33.05	0.00	5.98	38.66	10.37	11.34	0.00	0.61
合计	1586	25.47	0.06	9.46	37.96	15.51	10.40	0.06	1.07

行业与单位工作持续时间：15岁及以上被调查在业人员从事目前行业时间61个月，50%的被调查者从事目前行业时间超过36个月；男性与女性分别为71个月（中位数36.5个月）与50个月（中位数36.0个月）。

被调查者在目前单位工作时间40个月，50%的超过24个月。男性与女性在目前单位工作时间分别为 39 个月（中位数 12 个月）与 41 个月（中位数 24 个月）。

表 5-2-22　2014 年 15 岁及以上被调查在业人群从事目前行业时间

性别	调查人数	15 岁及以上人群从事目前行业时间（月）	
		均数	中位数
男	1068	71.30	36.50
女	939	49.94	36.00
合计	**2007**	**61.31**	**36.00**

表 5-2-23　2014 年 15 岁及以上被调查在业人群在目前单位工作时间

性别	调查人数	15 岁及以上人员在目前单位工作时间（月）	
		均数	中位数
男	768	38.79	12.00
女	812	40.80	24.00
合计	**1580**	**39.83**	**24.00**

劳动合同签订情况：15 岁及以上被调查人员中，77.55%的被调查者与本单位或劳务公司签订了合同，但仍有 20%左右的被调查者未签订合同。其中，男性被调查者与本单位签订合同的占 59.04%，与劳务公司签订合同的占 20.67%，没有签订合同的占 16.54%，不清楚的占 3.75%；女性被调查者与本单位签订合同的占 64.07%，与劳务公司签订合同的占 11.45%，没有签订合同的占 21.32%，不清楚的占 3.17%。

表 5-2-24　2014 年 15 岁及以上被调查人群签订劳动合同情况

性别	调查人数	15 岁及以上被调查人群签订劳动合同情况（%）			
		与本单位签订	与劳务公司签订	未签订	不清楚
男	774	59.04	20.67	16.54	3.75
女	821	64.07	11.45	21.32	3.17
合计	1595	61.63	15.92	19.00	3.45

每天工作时间与每月休息天数：15 岁及以上被调查在业人员平均每天工作时间近 10 小时，最高工作时间高达 18 小时，男女性别间平均每天工作时间相近。被调查在业人员平均每月休息近 4 天，其中男性休息 3.64 天，女性休息 3.29 天。

表 5-2-25　2014 年 15 岁及以上被调查在业人群平均一天工作时间

性别	调查人数	时间（小时）			
		均数	中位数	最小值	最大值
男	1027	9.49	9.00	3.00	18.00
女	917	9.49	9.00	2.00	17.00
合计	1944	9.49	9.00	2.00	18.00

表 5-2-26　2014 年 15 岁及以上被调查在业人群平均每月休息天数

性别	调查人数	时间（天）	
		均数	中位数
男	1016	3.64	4.00
女	912	3.29	4.00
合计	1928	3.48	4.00

享受免费吃住情况：1977 位被调查者中吃住都免费的占 36.82%，都不免费的占 44.46%，住宿免费的占 9.61%，部分餐免费的占 5.51%，免餐费的占 3.59%。吃住均免费的比例女性高于男性，女性与男性的比例分别为 40.51%与 33.49%。

表 5-2-27　2014 年 15 岁及以上被调查人群享受免费吃住情况

性别	调查人数	免费吃住情况构成（%）				
		免餐费	部分餐免费	住宿免费	吃住都免费	都不免费
男	1039	2.98	5.29	11.65	33.49	46.58
女	938	4.26	5.76	7.36	40.51	42.11
合计	1977	3.59	5.51	9.61	36.82	44.46

表 5-2-28　2014 年被调查人群计划养老地点构成

指　　标	调查人数	计划养老地点构成（%）				
		在重庆	回老家	其他地方	不确定	没有想过
年龄						
45 及以下	1221	23.67	36.45	0.66	22.28	16.95
45~65	1000	19.10	57.50	0.20	18.20	5.00
65~	63	38.10	52.38	0.00	7.94	1.59
户籍地						
川渝	2119	21.80	47.00	0.33	19.87	11.00
其他省市	183	25.14	37.70	1.64	21.86	13.66
合计	2302	22.07	46.26	0.43	20.03	11.21

注：由于缺失原因，来源地总例数与年龄总例数有所不同。

计划养老情况：被调查人群仍以回老家养老为主，占46.26%，但年龄不同，计划养老地点有所不同。对于45岁及以下被调查者，回老家养老、在重庆养老的比例分别为36.45%与23.67%，尚有39.23%的被调查者不确定或未思考过在何处养老；45~64岁者养老地点相对明确，57.50%的拟回老家养老，19.10%的拟继续留在重庆，23.20%的未确定（或未思考过）；对于65岁及以上人员，计划留在重庆的比例较其他年龄人群更高，占38%，但回老家养老仍是多数人的选择（占52.38%）。对于不同户籍地被调查人群，来自川渝的流动人口较其他地区人口更多地选择回老家养老，二者比例分别为47.00%与37.70%。

（二）社会融合

社会关系网络中，被调查者平均拥有关系亲密的朋友7人，可诉说心事的朋友4人，可借钱5000元以上的朋友2人。不同户籍地间被调查人群社会支持程度差别不大。

表5-2-29　2014年被调查人群社会支持情况

户籍地	关系密切的朋友数		可诉说心事的朋友数		可借钱的（≥5000元）朋友数	
	均数	中位数	均数	中位数	均数	中位数
川渝	6.9	5	3.5	2	2.1	1
其他省市	6.7	4	3.2	2	2.4	1
合计	**6.9**	**5**	**3.5**	**2**	**2.1**	**1**

被调查者社会融合程度较高。川渝地区被调查人员中，97.18%的能够完全听懂重庆话，48.84%的与重庆人来往较多，83.67%的认为完全没有歧视；川渝以外其他省市的被调查人员，77.96%的能够听懂及大部分听

懂重庆话，41.53%与重庆人来往较多，82.20%的家庭认为完全没有歧视。流动人口是否来自于川渝，除听懂重庆话的比例有差异外，与重庆本地人交往情况及自感重庆人对他们的态度上，二者并无明显差异。

表 5-2-30　2014 年被调查人群懂得重庆话情况

户籍地	调查人数	听得懂重庆话情况构成（%）				
		完全	大部分	一半	小部分	完全不
川渝	1382	97.18	2.39	0.36	0.07	0.00
其他省市	118	62.71	15.25	6.78	14.41	0.85
合计	1500	94.47	3.40	0.87	1.20	0.07

表 5-2-31　2014 年被调查人群与重庆人来往情况

户籍地	调查人数	与重庆人来往情况（%）				
		基本没有	比较少	一般	比较多	非常多
川渝	1380	7.03	26.45	17.68	35.43	13.41
其他省市	118	7.63	29.66	21.19	33.9	7.63
合计	1498	7.08	26.7	17.96	35.31	12.95

表 5-2-32　2014 年被调查人群与重庆人来往时自感重庆人态度

户籍地	调查人数	重庆人的态度（%）			
		非常歧视	有些歧视	完全不歧视	说不好
川渝	1380	0.44	8.2	83.67	7.69
其他省市	118	0.85	6.78	82.20	10.17
合计	1498	0.47	8.09	83.56	7.89

第三节 居民健康与医疗卫生服务利用

一、健康状况

（一）自我健康评价

被调查人群自报健康状况以“好”与“很好”为主，占67.73%；其次为“一般”，占29.66%；自报健康状况“差”或“很差”的仅占3.61%。调查当日自评健康得分平均为80.8分，略高于2008年自评健康得分（77分），其中男性为82.0分（2008年78.2分），女性为79.8分（2008年76.3分），男性略高于女性。0~14岁组人群平均分为88.8分，65岁及以上人群平均分为75.1分，不同年龄组的健康自评得分平均值随年龄增高而降低。

从自报健康状况变化情况看，70.27%的被调查者认为自己与一年前健康状况差不多，15.72%的认为自己较一年前更健康，13.94%的认为自己比一年前身体较差或很差。

表5-3-1 2014年自报健康状况构成（%）

性别	很好	好	一般	差	很差
男性	17.84	51.13	28.77	1.88	0.38
女性	13.76	50.84	30.50	4.90	0.00
合计	15.75	51.98	29.66	3.43	0.18

表 5-3-2　2014 年被调查人群健康自评得分

指标	调查人数	均数得分	中位数
性别			
男	1229	82.0	85
女	1168	79.8	80
年龄			
0~	153	88.8	90
15~	446	84.0	90
25~	690	81.6	80
45~	1030	79.2	80
65~	65	75.1	80
合计	2384	80.8	80

表 5-3-3　2014 年被调查人群与一年前相比自报健康状况变化情况构成（%）

指标	好	差不多	较差	很差	说不好
性别					
男性	16.23	70.06	12.83	0.75	0.13
女性	15.19	70.69	13.88	0.24	0.00
年龄					
0~	23.19	66.67	9.86	0.00	0.29
25~	14.61	71.40	12.73	1.25	0.00
45~	13.14	71.48	15.11	0.26	0.00
65~	13.95	65.12	20.93	0.00	0.00

表 5-3-4　被调查人群与一年前相比自报健康状况变化情况构成（%）

年份	好	差不多	较差	很差	说不好
2014	15.72	70.27	13.45	0.49	0.06
2008	13.80	69.85	15.39	0.71	0.24

（二）两周患病情况

1. 两周患病率

被调查人群两周患病率为7.30%，较2008年下降了4.32个百分点，其中男性两周患病率为6.92%，女性两周患病率为7.62%；0~14岁组两周患病率最低，为5.88%，其余年龄组为7.50%左右。

表 5-3-5　被调查人群两周患病率

指标	2014			2008		
	调查人数	患病人次数	两周患病率（%）	调查人数	患病人次数	两周患病率（%）
性别						
男性	1229	85	6.92	1572	170	10.81
女性	1168	89	7.62	1183	146	12.34
年龄						
0~	153	9	5.88	184	17	9.24
15~	446	35	7.85	366	21	5.74
25~	690	49	7.10	1290	156	12.09
45~	1030	76	7.38	834	115	13.79
65~	65	5	7.69	37	6	16.22
合计	2384	174	7.30	2711	315	11.62

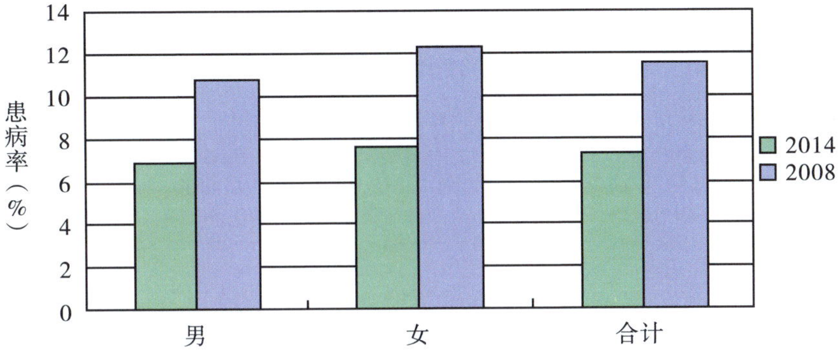

图 5-3-1　被调查人口两周患病率

2. 疾病别两周患病率及构成

按疾病分类系统排位，被调查的两周患病者前 5 位疾病分别为呼吸系统、消化系统、内分泌营养代谢、循环系统、运动系统等系统疾病。呼吸系统疾病两周患病率最高，为 50. 8‰，占全部疾病的 69. 7%。其次为消化系统疾病，其两周患病率为 5. 4‰。

表 5-3-6　2014 年被调查人群两周患病按疾病分类系统排位情况

疾病类型	构成（%）	患病率（‰）
呼吸系统	69. 7	50. 8
消化系统	7. 4	5. 4
内分泌营养代谢	4. 6	3. 3
循环系统疾病	3. 4	2. 5
运动系统	2. 9	2. 1
体征、症状和不明确情况	2. 9	2. 1
泌尿生殖系统	2. 3	1. 7
皮肤和皮下组织	2. 3	1. 7
传染病	1. 7	1. 2
损伤和中毒	1. 1	0. 8

3. 两周患病发病时间构成

调查结果显示，两周患病者疾病发生时间以“两周内发生”为主，占67.82%，慢性病持续到两周内仍占有较大比例（22.99%），但较2008年慢性病持续到两周内的比例（50.96%）大幅降低。

表 5-3-7 两周患病者疾病发生时间构成（%）

年份	两周内	两周前	慢性发作
2014	67.82	9.20	22.99
2008	43.68	5.36	50.96

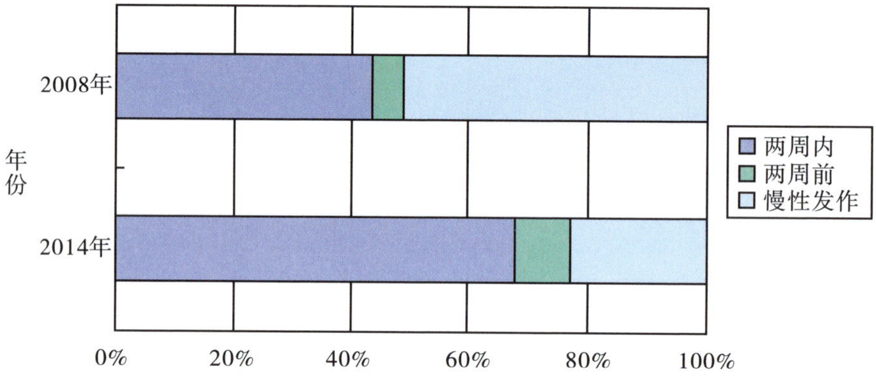

图 5-3-2 两周患病者疾病发生时间构成

4. 常见慢性病患病情况

被调查人群糖尿病患病率为13.5‰，其中男性为9.3‰，女性为17.9‰，女性高于男性；65岁及以上年龄组人群糖尿病患病率最高，为48.4‰；高血压患病率为38.7‰，其中男性为34.6‰，女性为43.0‰，女性亦高于男性；65 岁及以上年龄组人群高血压患病率最高，为 129. 0‰。

表 5-3-8　2014 年流动人群常见慢性病患病率

指标	调查人数	糖尿病		高血压	
		患病人次数	患病率（‰）	患病人次数	患病率（‰）
性别					
男性	1185	11	9. 3	41	34. 6
女性	1117	20	17. 9	48	43. 0
年龄					
0～	115	0	0. 0	0	0. 0
15～	429	0	0. 0	1	2. 3
25～	681	4	5. 9	9	13. 2
45～	1015	24	23. 6	71	70. 0
65～	62	3	48. 4	8	129. 0
合计	2302	31	13. 5	89	38. 7

二、门诊服务利用

（一）身体不适或患病时的一般处理方式

被调查人群中，14. 75%的从未有过身体不适或患病。在 85. 25%的被调查者有过身体不适者中，60. 61%的人自己采取措施进行处理，其比例女性（64. 80%）高于男性（56. 43%）；25～44 岁与 45 岁及以上人群该比例分别为 60. 05%与 68. 45%，均高于 25 岁以下人群（41. 20%）；其次为去医疗机构就诊，占 25. 36%；有 11. 19%的不采取任何措施，其中25岁以下人群比例较高（26.22%），远高于25岁及以上组（7%左右），不采取任何措施者比例较2008年高近10个百分点。

表5-3-9　2014年被调查者身体不适或患病时的处理措施

指标	从未有过身体不适或患病（%）	身体不适或患病时的处理措施构成（%）				
		去医疗机构就诊	请医生上门诊疗	自己采取治疗措施	不采取任何措施	其他
性别						
男性	16.12	27.53	0.45	56.43	13.01	2.57
女性	13.42	23.04	0.42	64.80	9.50	2.23
年龄						
0~	21.93	31.09	0.37	41.20	26.22	1.12
25~	11.63	28.47	0.48	60.05	8.61	2.39
45~	13.52	21.27	0.43	68.45	6.95	2.89
户籍地						
重庆	13.84	24.58	0.43	61.18	11.49	2.34
非重庆	16.70	26.73	0.46	59.70	10.60	2.53
合计	14.75	25.36	0.44	60.61	11.19	2.40

表5-3-10　被调查者身体不适或患病时的处理措施

年份	去医疗机构就诊	请医生上门诊疗	自己采取治疗措施	不采取任何措施	其他
2014	25.36	0.44	60.61	11.19	2.40
2008	31.92	0.38	64.23	1.54	1.93

（二）两周就诊率

被调查的2402名居民中，就诊人次数为65人次，两周就诊率为2.71%。从性别看，2014年女性就诊率为3.08%；男性就诊率为2.27%，女性略高于男性。从年龄看，0~14岁组就诊率为4.58%；15~44岁组就诊率为3.14%左右；45~64岁组就诊率处于较低水平（1.62%）；65岁及以上组就诊率最高，为6.15%。

表5-3-11　2014年被调查人群两周就诊率

指标	调查人数	两周就诊人次	两周就诊率（%）
性别			
男性	1234	28	2.27
女性	1168	36	3.08
年龄			
0~	153	7	4.58
15~	446	14	3.14
25~	690	22	3.19
45~	1048	17	1.62
65~	65	4	6.15
合计	2402	65	2.71

（三）两周患病就诊机构

两周患病者两周就诊的医疗卫生机构以私人诊所比例最高，为42.19%；其次为医院，占35.94%；乡镇卫生院/社区卫生服务中心仅占

12.5%；卫生室站/厂医务室占7.81%；其他机构占1.56%。

（四）两周患病就诊平均医药费用

两周患病者就诊平均总医药费用为226元，其中自付费用为202元，就诊交通费用为29元。

表 5-3-12　2014年被调查的两周患病者两周就诊的医疗卫生机构构成

机　　构	被选择次数	构成比（%）
私人诊所	27	42.19
卫生室站/厂医务室	5	7.81
乡镇卫生院/社区中心服务中心	8	12.50
医院	23	35.94
其他	1	1.56

表 5-3-13　2014年被调查两周患病就诊者相关医疗费用（元）

费　　用	均数	中位数
平均总医疗费用	226	99
平均自付费用	202	99
平均交通费用	29	0

注：删除4例医疗费用大于2000元的极端值。

（五）两周患病未就诊情况

两周患病未就诊比例达60%。未就诊原因：主要为自感病轻，占最大比例，为67.33%；其次为持续治疗中，占14.85%；有6.93%的因为经济困难而未就诊；有5.94%的因为没有时间而未就诊；还有1.98%的人因为医疗费用高而未就诊。因经济困难未就诊比例重庆籍流动人口高于非重庆籍人口，其比例分别为9.38%与2.70%。

表5-3-14　2014年两周患病未就诊原因构成（%）

户籍地	持续治疗中	自感病轻	经济困难	就诊麻烦	无时间	无有效措施	医疗费用高
重庆	15.63	62.50	9.38	3.13	6.25	1.56	1.56
非重庆	13.51	75.68	2.70	0.00	5.41	0.00	2.70
合计	**14.85**	**67.33**	**6.93**	**1.98**	**5.94**	**0.99**	**1.98**

三、住院服务利用

（一）住院率

2402位被调查者中，近一年内有81人次住院，住院率为3.37%，与2008年相近。其中男性住院率为2.67%，女性为4.11%，0~14岁者住院率为0.65%，15~64岁者为3.0%左右，65岁及以上年龄人群最高，为7.69%，住院率整体上随年龄增高而升高。

（二）疾病别住院率

从疾病别住院率看，住院率排名前5位的为：消化系统疾病（0.67%）、泌尿生殖系统疾病（0.58%）、损伤和中毒（0.37%）、呼吸系统疾病（0.29%）和循环系统疾病（0.21%）。前5位疾病占全部住院人次的63%。与2008年相比，循环系统疾病升至第5位，泌尿生殖系统疾病由第五位升至第二位，其中主要为女性生殖系统疾病。

表 5-3-15　被调查人群住院率

指标	2014			2008		
	调查人数	住院人次数	住院率（%）	调查人数	住院人次数	住院率（%）
性别						
男性	1234	33	2. 67	1572	54	3. 44
女性	1168	48	4. 11	1183	54	4. 56
年龄						
0~	153	1	0. 65	188	6	3. 19
15~	446	11	2. 47	368	21	5. 71
25~	690	28	4. 06	1291	39	3. 02
45~	1048	36	3. 44	837	39	4. 54
65~	65	5	7. 69	38	2	5. 26
合计	2402	81	3. 37	2722	107	3. 93

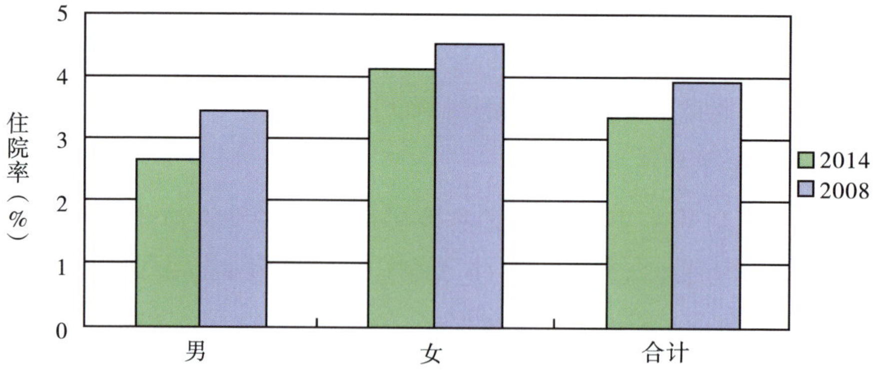

图 5-3-3　被调查人口住院率

表 5-3-16 被调查住院者前 5 位疾病住院率（%）

排序	2014		2008	
	疾病	住院率	疾病	住院率
1	消化系统	0.67	消化系统	0.76
2	泌尿生殖系统	0.58	妊娠分娩及产褥病	0.73
3	损伤和中毒	0.37	损伤和中毒	0.58
4	呼吸系统	0.29	呼吸系统	0.40
5	循环系统	0.21	泌尿生殖系统	0.40

注：泌尿生殖系统疾病共 14 例，其中 8 例为其他女性生殖系统疾病，5 例为结石，1 例为其他男性生殖器官疾病。

（三）住院治疗

81 位住院患者中住院的主要原因是疾病，占 72.84%；其次是损伤中毒，占 12.35%。平均住院时间为 8.84 天，一年内平均住院 1 次，平均住院等候时间为 1.11 天。

表 5-3-17 被调查住院者住院地点构成

住院地点	2014		2008	
	住院人次	构成（%）	住院人次	构成（%）
重庆市主城区	43	53.09	58	54.21
户籍所在地	29	35.80	45	42.06
其他	9	11.11	4	3.74

对于住院地点的选择，81 位住院病人中，在重庆住院的有 43 位，占 53.09%；选择户籍所在地住院的 29 位，占 35.80%；就住院机构选择，59 位选择在市级医院住院，占 72.84%，其比例高于 2008 年（35.85%）；13 位选择在县级医院住院，占 16.05%；2 位选择社区卫生服务中心（乡镇卫生院）住院。

（四）住院费用

2014 年被调查住院者住院次均医疗费用为 11233 元，一半者高于 5210 元，次均其他费用 1095 元（中位数 200 元）。2014 年次均医疗费用远高于 2008 年（5295 元）。

表 5-3-18　2014 年住院次均医疗费用

费　　用	均数	中位数
次均医疗费用（元）	11232.92	5210
次均其他费用（元）	1095.09	200

四、过去一年内返乡就医情况

2402 位被调查者中，78 位有过返乡就医，返乡就医比例为 3.25%，其中重庆籍人群返乡就医比例略高于其他省市人群。返乡就医机构主要为：医院、乡镇卫生院/社区卫生服务中心与私人诊所，分别占 64.29%、18.57%、10.0%（仅 70 名返乡就医者填写了就医机构）；返乡就医的原因中，主要为顺便回家看病，共 33 位，占 47.14%；其次是城市医疗费用高，共 15 位，占 21.43%。

表 5-3-19　被调查者返乡就医比例

指标	2014		2008	
	调查人数	返乡就医比例（%）	调查人数	返乡就医比例（%）
性别				
男性	1224	3.02	1572	3.56
女性	1157	3.46	1183	4.06
年龄				
0~	153	0.00	188	2.66
15~	446	2.69	368	3.80
25~	689	4.06	1291	3.64
45~	1030	3.30	837	4.30
65~	63	4.76	38	5.26
户籍地				
重庆	1596	3.51	—	—
非重庆	785	2.68	—	—
合计	**2381**	**3.25**	**2722**	**3.82**

表 5-3-20　2014 年被调查者各返乡就医原因人数

户籍地	人数	顺便回家看病	城市医疗费用高	城市看病手续麻烦	看病花的时间多	在城市没有人照顾	在城市看病无法报销	其他
重庆	51	23	12	0	1	0	8	7
非重庆	19	10	3	1	0	1	1	3
合计	**70**	**33**	**15**	**1**	**1**	**1**	**9**	**10**

第四节 基本公共卫生服务提供

一、健康体检

2341位被调查者中，42.59%的被调查者没有参加体检，34.39%的人由单位组织体检，19.18%的人由自己花钱进行体检，仅有3.84%的人由社区组织体检。

二、慢性病管理

（一）社区医生为35岁及以上者测量血压次数

被调查者中仅有40位被调查者由社区医生测量过血压，测量过一次的有11位、2次的有6位。其中男性被调查者，测量血压平均次数为2.13次，女性为4.30次。

表5-4-1 2014年被调查人群过去一年健康体检情况

指标	调查人数	健康体检情况（%）			
		没有	社区组织	单位组织	自己花钱
性别					
男	1203	45.72	3.24	30.09	20.95
女	1135	39.21	4.49	38.94	17.36
户籍地					
重庆	1572	42.49	3.44	35.24	18.83
非重庆	769	42.78	4.68	32.64	19.9
合计	2341	42.59	3.84	34.39	19.18

表 5-4-2　2014 年社区医生为 35 岁及以上者测量血压次数分布

性别	调查人数	次数											
		0	1	2	3	4	5	8	9	10	12	20	33
男	38	21	6	2	1	1	1	1	3	0	2	0	0
女	37	14	5	4	2	1	2	0	3	1	3	1	1
合计	75	35	11	6	3	2	3	1	6	1	5	1	1

表 5-4-3　2014 年社区医生为 35 岁及以上者测量血压次数

性别	调查人数	次数			
		均数	中位数	最小值	最大值
男	38	2.13	0.00	0.00	12.00
女	37	4.30	1.00	0.00	33.00
合计	75	3.20	1.00	0.00	33.00

（二）最近一次社区医生测量血压距目前的间隔时间

56 位被调查者中距离最近一次测血压的时间为 1 个月内的 22 人，占 39.29%；1～2 个月的 12 人，占 21.43%；3～6 个月的 11 人，占 19.64%；6 个月以上的 11 人，占 19.64%。

（三）社区医生上门测血压的情况

57 位被调查者中，社区医生上门测血压与通知去测血压的服务次数各为 3 人次，各占 5.26%，80.70%的是被调查者自己去社区测量血压。

表 5-4-4　2014 年最近一次社区医生为 35 岁及以上者测血压距目前间隔时间

性别	调查人数	各间隔时间人数			
		1 个月内	1~2 个月	3~6 个月	6 个月以上
男	24	9	6	4	5
女	32	13	6	7	6
合计	**56**	**22**	**12**	**11**	**11**

表 5-4-5　2014 年最近一次社区医生为 35 岁及以上者测血压情况

性别	调查人数	服务人次			
		社区医生上门服务	到社区卫生服务中心或站就医时测量	社区医生通知去测量	其他
男	26	1	21	0	4
女	31	2	25	3	1
合计	**57**	**3**	**46**	**3**	**5**

（四）社区医生提供高血压健康生活方式的宣传教育情况

73 位被调查者中，36 位接受过高血压健康生活方式的宣传教育，占 49.32%；没有接受过的占 28.77%；不清楚的占 21.92%。

（五）社区医生为 35 岁及以上者测量血糖次数

31 位被调查者中，有 21 位接受过社区医生测量血糖服务，其中男性为 7 位、女性为 14 位。血糖检测平均次数为 4.10 次，男性平均次数为 6.56 次，女性为 3.09 次。

表 5-4-6　过去一年社区医生提供高血压健康生活方式宣传教育情况

性别	调查人数	宣传教育人次		
		是	否	不清楚
男	35	11	13	11
女	38	25	8	5
合计	73	36	21	16

表 5-4-7　2014 年社区医生为 35 岁及以上者测血糖次数分布

性别	调查人数	次　数							
		0	1	2	3	4	9	12	20
男	9	2	1	1	0	0	4	0	1
女	22	8	3	3	1	2	4	1	0
合计	31	10	4	4	1	2	8	1	1

表 5-4-8　2014 年社区医生为 35 岁及以上者测血糖次数

性别	调查人数	次　数			
		均数	中位数	最小值	最大值
男	9	6.56	9.00	0.00	20.00
女	22	3.09	1.50	0.00	12.00
合计	31	4.10	2.00	0.00	20.00

（六）最近一次社区医生测量血糖距目前的间隔时间

25 位被调查者中距离最近一次测血糖的时间为 1 个月内的 11 人，占 44%；1~2 个月的 6 人，占 24%；3~6 个月的 3 人，占 12%；6 个月以上的 5 人，占 20%。

表 5-4-9　2014 年最近一次社区医生为 35 岁及以上者测血糖距目前间隔时间

性别	调查人数	间隔时间人数			
		1 个月内	1~2 个月	3~6 个月	6 个月以前
男	10	7	2	0	1
女	15	4	4	3	4
合计	25	11	6	3	5

（七）社区医生上门测血糖的情况

24 位被调查者中，社区医生上门测血糖服务仅 1 人次，占 4.17%；社区医生通知去社区卫生服务机构测血糖的 5 人次，占 20.83%；66.67 的被调查者是自己去社区卫生服务机构测量血糖。

表 5-4-10　2014 年最近一次社区医生为 35 岁及以上者测血糖情况

性别	调查人数	服务人次			
		社区医生上门服务	到社区卫生服务中心或站就医时测量	社区医生通知去测量	其他
男	9	0	5	2	2
女	15	1	11	3	0
合计	24	1	16	5	2

（八）社区医生提供糖尿病健康生活方式的宣传教育情况

31位被调查者中，15位接受过糖尿病健康生活方式的宣传教育，占48.39%；没有接受过的占32.26%；不清楚的占19.35%。

表5-4-11 过去一年社区医生提供糖尿病健康生活方式宣传教育情况

性别	调查人数	宣传教育人数		
		是	否	不清楚
男	10	5	3	2
女	21	10	7	4
合计	**31**	**15**	**10**	**6**

三、妇幼保健

（一）妇科检查与孕产情况

本次共调查15~49岁育龄妇女675人，29.63%的人在过去一年中做过妇科检查。育龄妇女在过去6年中共生育小孩551人，其中17.88%的妇女未生育，44.41%的妇女生育1个小孩，37.71%的妇女生育2个及以上小孩。

（二）孕产保健情况

本次共调查6年内孩子在重庆市出生的产妇73人，产前检查率为94.52%，其中79.45%的孕产妇在重庆市做过产前检查。67.12%的孕产妇在孕期建立了孕产妇保健手册，重庆籍孕产妇建手册者比例为73.91%，而非重庆籍该比例仅为55.56%。

从产前检查次数看，46.58%的孕产妇记不清产前检查次数；清楚知道产前检查次数的35名孕产妇中，检查8次以上者13人，仅占37.14%。

表5-4-12 2014年6年内有活产妇女产前检查及孕产保健手册建立情况

户籍地	产妇人数	产前检查（%）	在重庆产检（%）	建立孕产保健手册（%）
重庆	46	95.65	82.61	73.91
非重庆	27	92.59	74.07	55.56
合计	73	94.52	79.45	67.12

（三）分娩地点与产后访视次数

调查到的60名产妇中，其分娩地点以综合医院为主，占73.33%；其次为妇幼保健院，占11.67%；家中分娩与私人诊所分娩者各1人。

产后访视次数调查结果显示，70名被调查孕产妇中，63.89%的产妇产后未访视，22.86%的产妇接受过一次产后访视，接受3次及以上访视者比例仅为4.29%。

表5-4-13 2014年6年内分娩妇女分娩地点与产后访视次数构成

分娩地点		产后访视	
地　　点	构成（%）	次数	构成（%）
家中	1.67	0	65.71
私人诊所	1.67	1	22.86
卫生院（社区卫生服务中心）	8.33	2	7.14
妇幼医院或妇幼保健院	11.67	3	2.86
综合医院	73.33	4	1.43
其他医疗机构	3.33	—	—

四、儿童保健

（一）0~6 岁孩子出生体重

本次共调查 0~6 岁孩子 111 人，婴儿平均出生体重为 3162 克，低出生体重儿的比例为 3.74%，超重儿比例为 2.80%。

（二）儿童体检与疫苗接种

此次调查中 69.44%的 6 岁以下儿童过去一年内参加过体检，重庆籍儿童体检者比例（73.20%）高于其他省市儿童（64.44%）；接种过疫苗人数比例为 94.44%，重庆籍儿童接种率较高，达 98.41%，其他省市儿童接种率相对较低（88.89%）。对于各类别疫苗接种情况，如百白破、脊髓灰质炎、麻疹、乙肝等疫苗，大多数家长不清楚具体接种情况。

表 5-4-14　2014 年 6 岁以下儿童计划免疫建卡及接种情况

户籍地	6 岁以下儿童数	参加过儿童体检（%）	接种人数	接种率（%）
重庆	63	73.20	62	98.41
非重庆	45	64.44	40	88.89
合计	**108**	**69.44**	**102**	**94.44**

表 5-4-15　2014 年 6 岁以下儿童清楚各类别疫苗接种情况比例

疫　苗	不清楚比例（%）
卡介苗	18.27
百白破	84.62
脊髓灰质炎	81.73
麻疹	88.46
乙肝	79.61

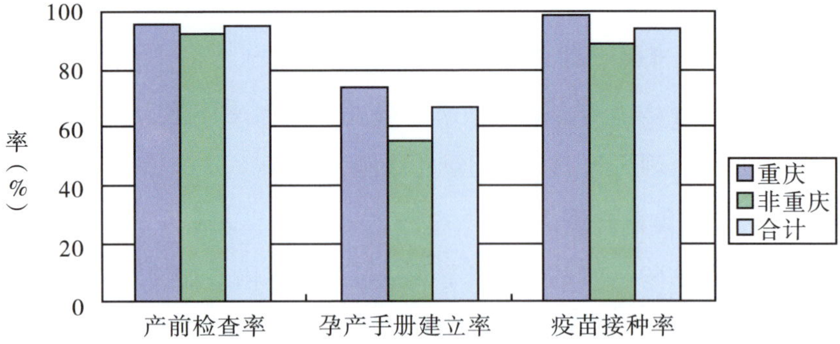

图 5-4-1　妇幼卫生工作开展情况

第五节　主要发现和建议

一、主要发现

（一）外来农村流动人口的城市融入度较高

重庆市外来农村流动人口以青壮年人为主，主要来源于重庆市各区县农村。外省流动人口中以四川籍农村人口为主。在业者人口占绝大多数，经济收入较之前调查有显著提高，购买社会保险的人口数量大幅增长，被调查家庭约85%没有感知到歧视，仅有不到5%的家庭对目前的经济社会地位状况不满。以上调查结果显示，重庆市外来农村流动人口的城市融入度比较高，这主要基于：在新重庆建设开放性日益加强的大背景下，流动人口青壮年的年龄结构更易于适应新的环境，省内流动为主的流动特征降低了文化隔膜，良好的在业状况提高了经济收益，社会保障制度的完善和落实增强了城市生活的安全感。

（二）医疗卫生服务整体上能满足需求

医疗卫生服务需求的满足受多因素制约，且带有一定主观性，直接予以分析较为复杂和困难。但从目前调查结果来看，大多数流动人口选择在重庆市就医，过去一年内，返乡就医率仅占3.25%；大多数人对包括门诊和住院在内的卫生服务表示满意；在外来流动人口中，82.16%的人购买了医疗保险，医疗保险覆盖率较高，保障了卫生服务的可及性；在两周内未就诊原因中，主要是自感病轻（67.33%）和持续治疗中（14.85%），受包括经济因素等客观条件制约的比例并不高。以上结果可以间接推断出外来流动人口的卫生服务需求满足度尚可。

（三）外来农村流动人口疾病类型与城市居民存在差异

在疾病分类上，流动人口以呼吸系统和消化系统疾病为主，有别于以循环系统和呼吸系统为主的城市居民疾病类型。以上结果与流动人口的青壮年年龄结构、生活环境和职业类型相关。生活环境的相对恶劣和高强度的体力劳动使其患病率略高，而以制造业、服务业为主的流动场所作业使其可能更易患富有传染特征的呼吸系统疾病。

（四）外来农村流动人口的健康意识相对薄弱

在自我健康评价上，调查对象自报健康状况为“差”或“很差”的女性占4.9%、男性占2.26%，自我感觉健康良好率远高于重庆市城市人群抽样调查结果，但实际患病率并没有低于同龄居民。调查结果显示，流动人口体检率不高，对高血压、糖尿病等慢性病的自我保健意识不强，对身体不适的未治疗或自我治疗率（34.85%）高于重庆市常住城市居民（24.9%）和农村居民（21.7%），一定程度上增加了健康风险。在妇幼保健方面，虽然产检率有所提高，但检查次数仍不能得以保障；产后访视率总体较低且检查次数难以得到保障；孕期孕产妇保健手册建立比例偏低，非重庆籍孕产妇尤甚；非重庆籍儿童预防接种率相对较低，不足90%。

（五）经济原因仍是卫生服务未被充分利用的重要原因

从就医偏好上，患者两周就诊的医疗卫生机构中，私人诊所占

42.19%，乡镇卫生院/社区卫生服务中心占12.5%，卫生室站/厂医务室占7.81%，与城市居民选择医院的就医偏好有所区别。这是因为流动人口就医选择往往优先考虑就医成本，为保障工作收入，与其距离较近、较为便捷的基层机构成为优选。从费用支出上，流动人口的次均就诊费用和住院费用均高于城市和农村的同比数据；医疗费用高成为返乡就医的主要原因。从医疗保险的保障程度上，在未参加医疗保险的原因中，因付不起参合费的比例最高，占31.71%；医疗保险报销问题主要是受到了异地就医报销的限制。

（六）社区卫生服务的作用有待加强

在“保基本、强基层、建机制”的新医改政策设计中，社区卫生服务既是基本医疗服务的“守门人”，也是基层公共卫生服务的主要提供者。但从调查结果来看，流动人口对社区卫生服务的基本医疗功能的利用率仍有待提高，而社区卫生服务在普及卫生保健知识、组织体检、慢性病管理、妇幼保健等公共卫生服务职能上均显得较为被动。

二、建议

随着重庆市城市发展和医疗卫生体制改革的深化，相较之前的农村外来流动人口卫生服务调查，当前外来流动人口在城市的生存环境和工作条件得到了明显改善，社会支持显著增加，融入程度大幅提高，基层卫生服务机构的大力建设、医疗保障的高覆盖率增强了其获取卫生服务的公平性和可及性。但针对调查中发现的问题，可在政策上予以引导和完善。

（一）加强外来流动人口健康促进和健康教育

应通过职业技能培训，完善外来流动人口就业和收入分配制度，提高流动人口的待遇，改善流动人口生活条件，使其健康状况在根本上得以改善；针对流动人口文化素质偏低，对健康知识和公共卫生服务信息关注度不强的现状，制定长效干预策略，加强对流动人口日常健康和就医常识、职业病防治知识、妇幼保健知识、慢性病管理等健康知识的宣教，提高流动人口医疗保健和医疗安全意识，引导其保健和就医行为的合理性；重视和发挥就业单位在流动人口健康管理上的作用，加强用人单位为流动人口购买健康保险的法律监督。

（二）完善医疗保障制度

目前，流动人口购买医疗保险以新农合为主，在一定程度上面临着异地使用和报销的多重限制，致使报销比例和利用率受到影响。应当以重庆市城乡居民合作医疗保险制度的推进为契机，在参保条件、报销比例等方面进一步体现城乡一体化，实现医疗费用跨省、区报销，既方便就地就医，也可在费用上部分缓解“看病贵”的问题。

（三）探索以社区为基础的流动人口健康管理模式

流动人口的健康管理应从就业单位管理逐渐过渡为社区专项管理。社区卫生服务机构应加强与多部门的协作，将流动人口纳入社区健康服务和管理的重要范畴。在基本医疗服务上，充分发挥社区卫生服务方便、低廉的优势，通过就医政策优惠、加强流程管理、提高服务水平等措施，提高流动人口对社区医疗机构服务利用的“主动性”，实现分级诊疗制的基本目标；在公共卫生服务上，社区卫生服务机构则应更加主动，结合流动人口特点，积极对社区公共卫生服务的内容、目标和具体方式进行宣传，并根据目标人群的不同特点施以相应的健康管理，确定妇女、低收入群体和高龄人口为重点干预对象，切实提升流动人口接受公共卫生服务的水平。